Ratgeber Sexuelle Sucht

Ratgeber zur Reihe Fortschritte der Psychotherapie
Band 44

Ratgeber Sexuelle Sucht

Prof. Dr. Rudolf Stark

Rudolf Stark

Ratgeber Sexuelle Sucht

Informationen für Betroffene und Angehörige

hogrefe

Prof. Dr. Rudolf Stark, geb. 1961. 1980–1987 Studium der Psychologie in Gießen. 1988–1994 wissenschaftlicher Mitarbeiter an der Abteilung Klinische und Physiologische Psychologie der Justus-Liebig-Universität Gießen. 1994 Dissertation. 1994–2012 Akademischer Rat, Oberrat bzw. Direktor an der Abteilung Klinische und Physiologische Psychologie und seit 2007 Leiter des Weiterbildungsstudiengangs „Psychologische Psychotherapie" an der Universität Gießen. 2004 Habiliation. Seit 2012 Professor für Psychotherapie und Systemneurowissenschaften an der Universität Gießen, dort Direktor des Bender Institute of Neuroimaging (BION).

Bibliografische Information der Deutschen Nationalbibliothek
Die Deutsche Nationalbibliothek verzeichnet diese Publikation in der Deutschen Nationalbibliografie; detaillierte bibliografische Daten sind im Internet über http://dnb.dnb.de abrufbar.

Hogrefe Verlag GmbH & Co. KG
Merkelstraße 3
37085 Göttingen
Deutschland
Tel. +49 551 999 50 0
Fax +49 551 999 50 111
verlag@hogrefe.de
www.hogrefe.de

Umschlagabbildung: © iStock.com by Getty Images / hocus-focus
Satz: Sina-Franziska Mollenhauer, Hogrefe Verlag, Göttingen
Druck: mediaprint solutions GmbH, Paderborn
Printed in Germany
Auf säurefreiem Papier gedruckt

1. Auflage 2020

(E-Book-ISBN [PDF] 978-3-8409-2978-6; E-Book-ISBN [EPUB] 978-3-8444-2978-7)
ISBN 978-3-8017-2978-3
https://doi.org/10.1026/02978-000

Inhalt

Vorwort

Der Ratgeber richtet sich an Menschen, die an Sexueller Sucht leiden und an Angehörige von Sexsüchtigen, die sich mit diesem Buch einen Überblick über das Störungsbild und die Behandlungsmöglichkeiten der Sexuellen Sucht verschaffen möchten.

An der Verhaltenstherapeutischen Ambulanz der Justus-Liebig-Universität Gießen gibt es seit Jahren unter der Leitung des Autors den Forschungs- und Behandlungsschwerpunkt „Sexuelle Sucht“. Das vorliegende Buch beruht somit auf langjährigen Erfahrungen in der Erforschung und Therapie von Sexueller Sucht. Zur Verdeutlichung werden einige Fallbeispiele beschrieben, beruhend auf realen Fällen, die jeweils soweit verfremdet wurden, dass die Anonymität der Betroffenen sichergestellt bleibt.

In der ersten Hälfte des Buches werden Erscheinungsformen, Diagnosekriterien und ein Erklärungsmodell der Sexuellen Sucht vorgestellt. In Kapitel 1 wird zunächst beschrieben, was genau unter Sexueller Sucht zu verstehen ist. Da oft unklar ist, ab wann man von einer Sexuellen Sucht sprechen kann, werden hier besonders diejenigen Kriterien beschrieben, die erfüllt sein müssen, um die Diagnose stellen zu können. Wichtig für die Behandlungsplanung ist ein Entstehungsmodell der Sexuellen Sucht. In Kapitel 2 wird ein integratives Modell vorgestellt, das die verschiedenen Faktoren, die zur Entwicklung einer Sexuellen Sucht beitragen, und die Mechanismen, die zur Sucht führen, beschreibt.

Die zweite Hälfte des Buches konzentriert sich auf die verschiedenen Phasen der Behandlung der Sexuellen Sucht (Kapitel 3). Hierbei werden die verschiedenen Interventionen basierend auf dem in Kapitel 2 vorgestellten Entstehungsmodell abgeleitet und so beschrieben, dass Betroffene die einzelnen Techniken selbst ausprobieren können. Wichtig zu beachten ist, dass die aufgezeigten Interventionen als Vorschläge zu verstehen sind, die gerne an die individuellen Bedürfnisse angepasst werden können. Manche Interventionen liegen dem einen, passen aber nicht für den anderen. Falls Betroffene feststellen, dass sie alleine überfordert sind, die Kontrolle über ihre Verhaltensweisen zurückzugewinnen, sollte professionelle psychotherapeutische Hilfe in Anspruch genommen werden (Kapitel 4).

Das Buch richtet sich auch an Angehörige von Menschen, die unter Sexueller Sucht leiden. Der Ratgeber kann hilfreich sein, das Suchtverhalten von Angehörigen oder Partnern besser zu verstehen. Daher gibt es auch einzelne Passagen, die sich direkt an Angehörige richten und Hinweise geben, wie mit verschiedenen kritischen Situationen im Laufe der Therapie umgegangen werden sollte (u. a. Kapitel 4.5).

Da Männer häufiger von Sexueller Sucht betroffen sind als Frauen, wird in diesem Ratgeber meistens die männliche Form verwendet, um die Lesbarkeit des Textes nicht zu erschweren. Falls eine Differenzierung nötig ist, wird explizit zwischen Männern und Frauen unterschieden.

Gießen, Mai 2020 *R. Stark*

1 „Sexuelle Sucht“ – Was ist das?

Sexuelle Sucht ist als Thema in den Medien zunehmend präsent, da es offensichtlich viele Menschen interessiert und somit Auflagenzahlen und Einschaltquoten erhöht werden können. Bei der Berichterstattung stehen häufig Prominente im Mittelpunkt, die durch Promiskuität aufgefallen sind und in den Beiträgen wird öffentlich darüber gerätselt, ob ein krankhaftes Verhalten vorliegt. Manchmal erklären auch die so an den Pranger Gestellten selbst ihr offensichtlich empörendes Verhalten mit Sexueller Sucht. Leider werden hierbei häufig irrige und falsche Vorstellungen über die Kernmerkmale der Sexuellen Sucht verbreitet.

1.1 Erscheinungsformen von Sexueller Sucht

Fallbeispiele: Sexuelle Sucht

Herr A., ein 28-jähriger Verwaltungsangestellter, meldet sich in unserer verhaltenstherapeutischen Ambulanz, da er nach eigenem Bekunden unter einer Sexuellen Sucht leide. Als sein Hauptproblem beschreibt er einen exzessiven Konsum von Pornografie mit begleitender Masturbation. Schon morgens nach dem Aufwachen müsse er Pornografie konsumieren. Darüber verliere er jedes Zeitgefühl, sodass es ihm öfters passiere, dass er erst nach zwei Stunden realisiere, wie spät es sei. Dadurch komme er regelmäßig zu spät zu seiner Arbeit. Hier müsse er dann immer wieder neue Ausreden erfinden, wobei bereits erste disziplinarische Maßnahmen angedroht wurden. Auch während seiner Arbeitszeit könne er ab und zu nicht widerstehen, Internetseiten mit pornografischem Inhalt aufzurufen, trotz seiner Angst, dass seine Internetaktivität über den Systemadministrator der Firma entdeckt werden könne. Ihm sei klar, dass eine Entdeckung wahrscheinlich zu einer fristlosen Kündigung führen würde.

Herr B. lebt zurzeit alleine. Seit der Trennung von seiner Freundin vor drei Jahren sei der Konsum von Pornografie zu einem festen Lebensbestandteil geworden. Abends konsumiere er zwischen zwei und vier Stunden Pornografie, manchmal könne es aber auch bis tief in die Nacht dauern, bis er zum Einschlafen komme. Nach solchen Exzessen sei am nächsten Tag seine Leistungsfähigkeit im Beruf stark eingeschränkt.

Herr C. gibt an, glücklich verheiratet zu sein. Trotzdem sei er immer auf der Suche nach sexuellen Abenteuern mit ihm unbekannten Frauen. Dafür recherchiere er stundenlang während der Arbeitszeit in einschlägigen Internetforen und verabrede sich mit Frauen, die zu einem sexuellen Treffen bereit sind. Wichtig sei ihm, dass er sich immer nur einmal mit den jeweiligen Frauen treffe. Aussehen, Sympathie und Alter seien ihm bei seinen Kontaktsuchen ziemlich egal. Er registriere, dass die Suche nach potenziellen Sexpartnerinnen immer mehr Zeit in Anspruch nehme, die ihm für seine beruflichen und privaten Verpflichtungen fehle.

Die Fallbeispiele machen deutlich, dass verschiedenste sexuelle Verhaltensweisen außer Kontrolle geraten können. Manche Menschen leiden darunter, dass sie ständig auf der Suche nach potenziellen Sexualpartnern sind, dass sie exzessiv Sexualkontakte zu anderen unterhalten oder dass sie exzessiv Pornografie konsumieren. Seltenere Erscheinungsformen der Sexuellen Sucht betreffen die Nutzung von sexuellen Chatangeboten im Internet, Telefonsex-Hotlines oder den exzessiven Besuch von Prostituierten. Daher dient der Begriff „Sexuelle Sucht“ als Überbegriff, unter dem zum Beispiel auch die Pornografiesucht einzuordnen ist.

Ein *Kernsymptom* der Sexuellen Sucht ist der erlebte Kontrollverlust. Kontrollverlust meint hier, dass die Betroffenen versuchen, ihr Verhalten zu reduzieren, aber immer wieder feststellen, dass ihnen dies nicht dauerhaft gelingt. Am Beispiel der Pornografiesucht heißt das, dass Betroffene bemüht sind, ihren Pornografiekonsum einzuschränken, aber immer wieder die Erfahrung machen, dass ihnen die Kontrolle entgleitet und sie mehr, länger oder öfter konsumieren, als sie beabsichtigt hatten.

Zu diesem erlebten Kontrollverlust müssen noch weitere Kennzeichen hinzukommen, bis man von einer Sexuellen Sucht sprechen kann. Zum Beispiel müssen den Betroffenen deutlich erkennbare Nachteile aus ihrem Verhalten erwachsen. Diese Nachteile oder negativen Konsequenzen können sehr unterschiedlicher Natur sein: Das problematische Verhalten (z. B. exzessives Dating-Verhalten, Pornografiekonsum) kann sehr zeitintensiv sein, was zur Folge hat, dass andere Verpflichtungen im beruflichen oder privaten Bereich dadurch zu kurz kommen. Dies kann besonders bei exzessivem Konsum von Pornografie auftreten; Betroffene berichten, dass sie teilweise vier bis acht Stunden täglich Pornografie konsumieren. Dass dadurch andere Lebensbereiche zwangsläufig vernachlässigt werden müssen, liegt auf der Hand. Beim exzessiven Dating-Verhalten werden oft große Risiken in Kauf genommen, wie z. B. die Ansteckung mit sexuell übertragbaren Krankheiten oder unkontrollierbare Situationen, bei denen es auch zu Gewalterfahrungen kommen kann. Die beiden häufigsten Formen der Sexuellen Sucht, nämlich die Pornografiesucht und das exzessive Dating-Verhalten, werden im Folgenden näher beschrieben.

1.1.1 Pornografiesucht

Bevor auf die Pornografiesucht näher eingegangen wird, zunächst ein kurzer Exkurs zur Verbreitung von Pornografie und Cybersex.

Pornografie und Cybersex im Internet

Das Interesse an Pornografie, der Darstellung von Sexualorganen und sexuellen Handlungen zur Lusterzeugung, lässt sich bis zu den Anfängen menschlicher Aufzeichnungen z. B. in den Steinzeithöhlen von Lascaux zurückverfolgen. Seit jeher besteht reges Interesse an pornografischen Darstellungen, jedoch hat sich die Verfügbarkeit im 20. Jahrhundert entscheidend verändert. Infolge der sogenannten sexuellen Revolution in den Sechzigerjahren und den technischen Entwicklungen, z. B. des VHS-Videosystems, kam es in den Siebziger- und Achtzigerjahren des letzten Jahrhunderts zu einer zunehmenden Verbreitung von pornografischem Material über neue Medien.

Die Entwicklung des Internets und dessen fast überall vorhandene Verfügbarkeit durch Smartphones haben dazu geführt, dass mit minimalem Aufwand auf pornografisches Material zugegriffen werden kann. Etwa 10 % des gesamten Internet-Datenverkehrs betrifft pornografisches Material. Die großen, frei zugänglichen Plattformen wie Youporn, Pornhub oder Redtube gehören zu den am meisten aufgerufenen Seiten im Internet. Kinder und Jugendliche kommen in der Regel schon im Alter zwischen 12 und 14 Jahren mit Pornografie in Kontakt, obwohl dies eigentlich strafrechtlich verboten ist.

Im Alter von 18 Jahren haben nahezu alle männlichen jungen Erwachsenen Kontakt mit Pornografie gehabt, weibliche Achtzehnjährige nur geringfügig weniger.

Fragt man Erwachsene, so geben 90 % der Männer an, dass sie regelmäßig Pornografie konsumieren, ca. 30 % geben sogar an, dass sie täglich Pornoseiten im Netz besuchen. Die Zahlen für Frauen liegen etwa bei einem Viertel der Zahlen für Männer. Nur ca. 10 % der Männer und 35 % der Frauen haben im letzten Monat keine Pornografie konsumiert. Die Plattformen bieten unzählige Filmkategorien an, aus denen nach dem persönlichen Geschmack die meist erregenden Filme ausgesucht werden können. Nach einer Statistik von Pornhub aus dem Jahre 2017 waren die am häufigsten aufgerufenen Stichwörter weltweit bei Männern „Japanese", „Ebony", „Milf", „Mature", „Anal", bei Frauen „Lesbian", „Threesome", „Big Dick", „Popular with women" und „Ebony".

Vor dem Hintergrund dieser Zahlen ist der Konsum von Pornografie über das Internet heute keine Randerscheinung mehr, sondern zur gesellschaftlichen Realität geworden. Obwohl es heute deutliche Geschlechtsunterschiede bei der Nutzungshäufigkeit von Pornografie zwischen Männern und Frauen gibt, deuten Untersuchungen aus unserer Arbeitsgruppe an, dass die Unterschiede im Konsumverhalten über die Jahre geringer werden, sodass Pornografiesucht vielleicht in Zukunft auch bei Frauen häufiger auftreten wird.

Neben Pornografie bietet das Internet verschiedene Formen des sogenannten Cybersex, der inzwischen immer mehr den klassischen Telefonsex verdrängt. Auf „Camsex"-Plattformen kann man Frauen, Männer oder Paare dabei beobachten, wie sie sexuelle Handlungen an sich vornehmen. Mittels käuflich zu erwerbender Wertmarken können Nutzer dieser Plattformen die Handlungen der Protagonisten mitbestimmen. Es gibt auch Videochat-Plattformen, die es erlauben, sich wechselseitig beim Masturbieren zuzusehen. Schließlich gibt es unzählige Dating-Plattformen, die es erlauben, Gleichgesinnte für unverbindliche sexuelle Treffen zu finden. Auch diese Cybersex-Angebote können süchtig machen.

Wenn der Konsum von Pornografie zur Sexuellen Sucht wird, dann wird häufig täglich Pornografie konsumiert. Dabei kann der Umfang des täglichen Konsums bei unter einer Stunde, aber auch bei bis zu 10 Stunden und mehr liegen. Verschiedene Untersuchungen legen nahe, dass die bloße Zeit des Konsums von Pornografie nicht allein ausschlaggebend dafür ist, ob jemand pornografiesüchtig ist. Tatsächlich konsumieren einige Männer täglich erhebliche Mengen an Pornografie, ohne dass sie darunter leiden und damit als sexsüchtig bezeichnen werden könnten. In verschiedenen Studien zeigte sich immer wieder, dass nicht die bloße Menge, sondern der erlebte Kontrollverlust und die daraus resultierenden negativen Konsequenzen bessere Kennzeichen einer Pornografiesucht sind.

Negative Konsequenzen von übermäßigem Pornografiekonsum

Die negativen Konsequenzen von exzessivem Pornografiekonsum können individuell sehr unterschiedlich ausfallen. Sie können darin bestehen, dass Alltagsverpflichtungen vernachlässigt werden und es deswegen zu beruflichen Schwierigkeiten kommt. Der Konsum von Pornografie während der Arbeitszeit kann beispielsweise zur fristlosen Kündigung führen. Häufig ist eine Einengung des Interesses festzustellen, frühere Interessen und Hobbys werden vernachlässigt und Leerzeiten werden mit dem Konsum von Pornografie gefüllt. In Partnerschaften kann es zu Konflikten kommen, da ein exzessiver Konsum von Pornografie zu einem Interessenverlust am partnerschaftlichen Sex führen kann.

Tatsächlich bietet das im Internet verfügbare pornografische Material auf den ersten Blick viel mehr als reale Sexualität bieten kann: Genau auf die aktuellen sexuellen Bedürfnisse ausgerichtet, kann aus Millionen von Filmclips ausgewählt werden. Die gezeigten und bevorzugten Sexualpraktiken/Fetische können Handlungen einschließen, die sich kaum in der Realität umsetzen lassen, z. B. weil die Partnerin oder der Partner dazu nicht in der Lage oder nicht bereit dazu ist. Bei als „suboptimal" erlebtem partnerschaftlichem Sex können sexuelle Funktionsstörungen wie Erektionsstörungen und Ejakulationsstörungen auftreten, da die beim partnerschaftlichen Sex erfahrene Stimulation im Vergleich zur Masturbation mit dem bevorzugten Bildmaterial nicht mehr intensiv genug ist.

Manche Experten vermuten, dass die immer häufiger zu beobachtende sexuelle Lustlosigkeit von Männern in Partnerschaften darauf zurückzuführen ist, dass sexuelle Lust bevorzugt alleine in Form von Pornografiekonsum mit begleitender Masturbation ausgelebt wird, anstatt durch partnerschaftlichen Sex. Der Grund könnte darin liegen, dass Masturbation im Gegensatz zum partnerschaftlichen Sex keine Abstimmung mit einer Partnerin oder einem Partner verlangt, die oder der möglicherweise andere sexuelle Bedürfnisse hat. Viele Pornografiesüchtige beschreiben nach Jahren der Suchtentwicklung eine innere Leere und ein geringeres Interesse mit anderen Personen in sexuellen Kontakt zu kommen.

Ein Teil der Betroffenen beschreibt auch, dass sie eine Toleranzentwicklung in der Form feststellen, dass eine Steigerung des Konsums nötig ist, um ähnlich befriedigt zu werden wie zu Beginn des Konsums. Einerseits kann das dazu führen, dass zeitlich mehr Pornografie konsumiert wird, andererseits aber auch dazu, dass ein neuer Kick gesucht wird, indem immer neue Pornografiekategorien ausprobiert werden.

Letztlich kann dies dann dazu führen, dass die Mainstream-Pornografie nicht mehr ausreicht und erst devianteres Material, dessen Konsum zum Teil verboten ist, die nötige Erregung verschafft, wie z. B. Sodomie, brutale Vergewaltigungsszenen oder auch Kinderpornografie. Tatsächlich berichteten einige der von uns behandelten Betroffenen, dass sie im Laufe ihrer Suchtentwicklung auch kinderpornografisches Material konsumierten. Nur noch dieses Material habe sie „angemacht, vielleicht auch, weil es verboten ist". Interessanterweise distanzierten sich diese Betroffenen in der Regel von jedweden pädophilen Neigungen und gaben eher den Druck, immer wieder etwas Neues, Aufregenderes entdecken zu müssen, als Grund für den Konsum des kinderpornografischen Materials an.

Mögliche Folgen einer Sexuellen Sucht

- Partnerschaftliche Probleme, z. B. durch Interesselosigkeit an partnerschaftlicher Sexualität
- Wirtschaftliche Probleme, z. B. durch Kosten der Besuche bei Prostituierten
- Juristische Probleme, z. B. durch Nutzung illegalen Materials
- Gesundheitliche Probleme, z. B. Erektionsprobleme
- Berufliche Probleme, z. B. durch eingeschränkte Leistungsfähigkeit

1.1.2 Exzessives Dating-Verhalten

Die zweithäufigste Form der Sexuellen Sucht bei Männern und die häufigste Form bei Frauen ist ein exzessives Dating-Verhalten. Das Internet bietet über verschiedene Plattformen wie Tinder, Joy Club, C-Club und andere Chat-

Plattformen ein breites Angebot an Möglichkeiten, Partner oder Partnerinnen mehr oder weniger explizit für Gelegenheitssex zu finden. Diese Kontakte sind häufig dadurch gekennzeichnet, dass es sehr schnell zum Sex kommt, wobei auf ein näheres Kennenlernen in der Regel kein Wert gelegt wird.

Berichte von Männern, die süchtig nach Sex-Datings waren, legen nahe, dass ausschließlich der schnelle Sex, nicht Intimität oder gar Liebe gesucht wird. Einige leben auch in festen Beziehungen und verheimlichen ihre Affären gegenüber ihren Partnerinnen. Nach unseren Beobachtungen leiden Männer und Frauen zunächst wenig unter ihren sexuellen Abenteuern, sondern die gemachten Erfahrungen können sogar Selbstvertrauen geben, wenn es sich um gute Erfahrungen handelt. Die Abhängigkeit davon, immer neue sexuelle Erfahrungen mit Fremden zu machen, wird meistens erst dann offensichtlich, wenn aus verschiedenen Gründen versucht wird, das Verhalten einzustellen und dies nicht gelingt. Gründe, das Verhalten einzustellen, können wiederholt schlechte Erfahrungen, z. B. die Ansteckung mit Geschlechtskrankheiten oder bei Frauen gewaltsame sexuelle Grenzüberschreitungen, sein.

Manchmal kann auch die Aufdeckung der Affären und die daraus folgende Drohung der Partnerin/des Partners, die Beziehung zu beenden, der Grund für den Versuch sein, das Fremdgehen einzustellen. Häufig erkennen die Betroffenen erst dann, dass die täglichen sexuellen Kontaktversuche und die sexuellen Treffen inzwischen so fest in ihrem Alltag verankert und zur Gewohnheit geworden sind, dass es schwerfällt, darauf zu verzichten. Das können erste Anzeichen für das Vorliegen einer Sucht sein.

1.2 Sexuelle Sucht als diagnostizierbare Krankheit

Wenn hier im Text von Sexueller Sucht gesprochen wurde, dann wurde damit ein Begriff verwendet, der bisher als offizielle Diagnose nicht existierte. Obwohl viele Psychotherapeuten beobachten, dass es so etwas wie eine Sexuelle Sucht gibt, konnte diese Diagnose bisher nicht offiziell gestellt werden, da es keinen eigenen Diagnoseschlüssel für diese Erkrankung gab. Stattdessen wurden die beobachteten Symptome je nach Einschätzung des Behandlers als eine besondere Form der Impulskontrollstörung, der Zwangsstörung oder der sexuellen Störung diagnostiziert.

Im Jahr 2019 wurde erstmals die *zwanghafte sexuelle Verhaltensstörung* in die neueste Fassung der *International Classification of Diseases (ICD),* dem von der Weltgesundheitsorganisation (WHO) herausgegebenen Katalog diagnostizierbarer Krankheiten, aufgenommen. Dieses, auch für Deutschland in Zukunft (voraussichtlich ab 2022) verbindliche amtliche Klassifikationssystem (ICD-11), hat damit nun erstmals eine eigens bezeichnete Störung zu dieser Symptomatik eingeführt. Zwar wird die Störung in der ICD-11 nicht als Sucht bezeichnet, dennoch ähneln die Diagnosekriterien sehr denen von anderen Verhaltenssüchten, wie z. B. denen der Glücksspielsucht.

Im vorliegenden Ratgeber wird der gut eingeführte Begriff der Sexuellen Sucht, statt dem der zwanghaften sexuellen Verhaltensstörung verwendet, da die Störung viele Überschneidungen zu Verhaltenssüchten aufweist. In der Fachwelt wird die Aufnahme der zwanghaften sexuellen Verhaltensstörung in die ICD als Meilenstein angesehen, da nun mit vermehrten Forschungsaktivitäten zu diesem Störungsbild gerechnet werden kann, was insbesondere die Therapie dieser Störung voranbringen wird.

1.2.1 Diagnostische Kriterien der Sexuellen Sucht

Ausgehend von den Kriterien der zwanghaften sexuellen Verhaltensstörung, wie sie in der ICD-11 definiert ist, ist die Sexuelle Sucht gekennzeichnet durch eine fortdauernde Unfähigkeit, sexuelle Impulse und sexuelles Verlangen zu kontrollieren, obwohl es zu massivem Leid und Beeinträchtigungen im Privatleben, Familienleben, schulischen, beruflichen Leben und/oder anderen wichtigen Lebensbereichen führt.

Wichtige Kennzeichen Sexueller Sucht[1]

Ein oder mehrere der folgenden Punkte treten bei Sexueller Sucht auf:

- Wiederholt ausgeführte sexuelle Aktivitäten werden zum zentralen Lebensmittelpunkt und führen damit zu einer Vernachlässigung von Gesundheit und Körperpflege und/oder von anderen Interessen, Aktivitäten und Verpflichtungen.

1 in Anlehnung an https://www.who.int/classifications/icd/en/ (Übersetzung durch den Autor)

- Die betroffene Person erlebt einen Kontrollverlust, der sich darin äußert, dass es zahlreiche nicht erfolgreiche Versuche gab, das wiederkehrende sexuelle Verhalten zu kontrollieren und bedeutsam zu verringern.
- Die betroffene Person zeigt weiterhin ein wiederkehrendes sexuelles Verhalten, obwohl sie dadurch negative Konsequenzen erfährt (z.B. wiederholte Partnerschaftsabbrüche, negative Konsequenzen im Beruf, gesundheitliche Probleme).
- Die betroffene Person leidet dadurch massiv und erfährt Beeinträchtigungen in wichtigen Lebensbereichen.
- Die betroffene Person fährt fort, das wiederkehrende sexuelle Verhalten zu zeigen, obwohl sie nur noch wenig oder keine Befriedigung dadurch erfährt.

Die Problematik muss mindestens seit 6 Monaten bestehen, um eine Diagnose zu rechtfertigen. Wenn das Leiden der Betroffenen ausschließlich auf der moralischen Verurteilung oder Missbilligung des gezeigten sexuellen Verhaltens beruht und sonst keine weiteren Einschränkungen vorliegen, ist von einer Diagnose der Sexuelle Sucht abzusehen.

Nahezu alle sexuellen Verhaltensweisen, wie z.B. Masturbation, Konsum von Pornografie mit und ohne Masturbation, Besuche bei Prostituierten und Sex mit mehr oder weniger anonymen Partnern, können so entgleisen, dass man von Sexueller Sucht sprechen kann, wenn die im Kasten aufgeführten Punkte zutreffen. Wie bereits erwähnt, kommt der Konsum von Pornografie mit Masturbation am häufigsten vor, gefolgt von promiskuitiven Sexualkontakten.

1.2.2 Häufigkeit der Sexuellen Sucht bei Männern und Frauen

Da es bisher keine allgemein anerkannten Kriterien für die Sexuelle Sucht gab, sind die bisherigen Studien zur Häufigkeit der Sexuellen Sucht schwierig zu interpretieren, weil häufig unterschiedliche Maßstäbe für die Diagnose angelegt wurden. Versucht man trotz dieser Schwierigkeiten zu einer Abschätzung zu gelangen, kann bei Männern von einer Häufigkeit von ca. 5% der Gesamtbevölkerung ausgegangen werden. Bei Frauen geht man davon aus, dass die Häufigkeit deutlich niedriger liegt, nämlich bei 1 bis 2%.

Wie bereits oben erwähnt, stellt sich Sexuelle Sucht bei Männern und Frauen sehr unterschiedlich dar. Während bei Männern der Konsum von Pornografie, zumeist begleitet von Masturbation, am häufigsten ist, ist bei Frauen ein exzessives sexuelles Dating-Verhalten die häufigste Form der Sexuellen Sucht.

Das Internet bietet hierfür optimale Voraussetzungen, da es auf entsprechenden Plattformen einfach ist, Personen mit ähnlichen Wünschen und Vorstellungen zu finden. Wenn es zu realen Sextreffen kommt, gehen in der Regel Frauen ein nicht unerhebliches Risiko ein. Es kann zu sexuellen Übergriffen, aber auch zu Ansteckungen mit sexuell übertragbaren Krankheiten kommen.

Verschiedentlich ist diskutiert worden, ob bei Frauen tatsächlich sexuelle Beweggründe für das problematische Verhalten verantwortlich sind oder ob eher der Wunsch nach Anerkennung oder Geliebtwerden im Vordergrund steht. Auch wurde hinterfragt, ob die Erscheinungsformen der Sexuellen Sucht bei Frauen überhaupt eine eigene Diagnose rechtfertigen oder ob die Symptome (z. B. exzessives Dating-Verhalten mit selbstzerstörerischen Tendenzen) nicht besser unter bereits etablierten Diagnosen, wie z. B. der Borderline-Persönlichkeitsstörung, einzuordnen wären. Aufgabe zukünftiger Forschung wird es sein, hier Klarheit zu schaffen.

1.3 Bin ich sexsüchtig?

Einige Leserinnen und Leser fragen sich vielleicht, ob ihr sexuelles Verhalten schon Züge einer Sexuellen Sucht aufweist. Um sich eine erste Orientierung verschaffen zu können, werden im Folgenden zwei Fragebögen vorgestellt, die Hinweise auf ein problematisches Verhalten geben können. Beide Fragebögen befinden sich auch als Arbeitsblätter im Anhang. Dort gibt es zudem eine Checkliste, die es ermöglicht, anhand von mehreren Kriterien zu überprüfen, ob eine Sexuelle Sucht vorliegt.

Eine Sexuelle Sucht ist durch eine fortdauernde Unfähigkeit gekennzeichnet, sexuelle Impulse und sexuelles Verlangen zu kontrollieren, obwohl dies zu massivem Leid und Beeinträchtigungen im Privat- und Familienleben, im schulischen, im beruflichen Leben und/oder anderen wichtigen Lebensbereichen führt.

> Anhand der Checkliste in Arbeitsblatt 1 (vgl. Anhang, S. 67) können Sie sich eine erste Orientierung darüber verschaffen, ob bei Ihnen eine Sexuelle Sucht vorliegt.

Das *Hypersexuelle Verhaltensinventar* (Engl.: Hypersexual Behavior Inventory, [HBI]) stammt von Reid, Garos und Carpenter (2011) und umfasst 19 Fragen. Bei jeder Frage werden je nach Antwort 1 bis 5 Punkte vergeben. Diese Punkte werden am Ende zusammengezählt. Bei einer Summe von mehr als 53 Punkten liegt der Verdacht einer Sexuellen Sucht nahe.

Das Arbeitsblatt 2 (vgl. Anhang, S. 68 f.) beinhaltet eine deutsche Version des „Hypersexual Behavior Inventory (HBI)“, welche verschiedene Aspekte sexsüchtigen Verhaltens erfasst.

Die „Problematic Pornography Consumption Scale (PPCS)“ fragt konkret nach einem problematischen Konsum von Pornografie und stammt von Böthe et al. (2018). Die Skala umfasst 18 Fragen, bei denen je nach Antwort zwischen 1 und 7 Punkte vergeben werden. Bei einem Summenwert von mehr als 76 Punkten ist von einem problematischen Pornografiekonsum auszugehen.

Arbeitsblatt 3 (vgl. Anhang, S. 70 f.) beinhaltet die deutsche Version der „Problematic Pornography Cosumption Scale (PPCS)“, welche einen problematischen Konsum von Pornografie erfasst.

Merke

Diese Selbsteinschätzungen können nur als erste Orientierung dienen und können eine klinische Beurteilung durch einen Experten (Psychologischer oder Ärztlicher Psychotherapeut) nicht ersetzen.

2 Wie entsteht Sexuelle Sucht und warum geht sie nicht von allein weg? – Das I-PACE-Modell

Es ist nicht überraschend, dass es verschiedene Erklärungsansätze zur Entstehung der Sexuellen Sucht gibt, da das Konzept anfangs sehr kontrovers diskutiert wurde. Während noch vor 20 Jahren Charakterschwäche und tiefgreifende „Persönlichkeitsverformungen“ als Basis einer sexuellen Suchtentwicklung angesehen wurden, berücksichtigen neuere Modelle Erkenntnisse, die aus verschiedenen Bereichen, unter anderem auch aus neurobiologischen Forschungsarbeiten stammen.

Manche Leserinnen und Leser stellen sich vielleicht die Frage, warum der Entstehung der Störung ein ganzes Kapitel in diesem Ratgeber gewidmet wird. Ein Entstehungsmodell ist deswegen so wichtig, da man daraus die verschiedenen Maßnahmen zur Überwindung der Sexuellen Sucht ableiten kann. Ein solches Modell ist das sogenannte *Interaction of Person-Affect-Cognition-Execution*-Modell (I-PACE, Brand et al., 2019), das in den letzten Jahren immer weiterentwickelt wurde. Es beschreibt die Entstehung einer Sexuellen Sucht auf der Grundlage des Zusammenwirkens von Personeneigenschaften *(person)*, Gefühlszuständen *(affect)*, Gedanken *(cognition)* und Handlungen *(execution)*, wobei insbesondere neurobiologische Erkenntnisse der Suchtforschung berücksichtigt werden. Das I-PACE-Modell, das auf verschiedene Formen der Sexuellen Sucht angewendet werden kann, wird im Folgenden näher beschrieben.

Abbildung 1 stellt das Modell mit seinen wichtigsten Komponenten dar. Das Modell integriert wesentliche Erkenntnisse, die bisher zu substanzbezogenen Süchten und Verhaltenssüchten vorliegen. In der Abbildung wurde das Modell auf die Pornografiesucht angewendet.

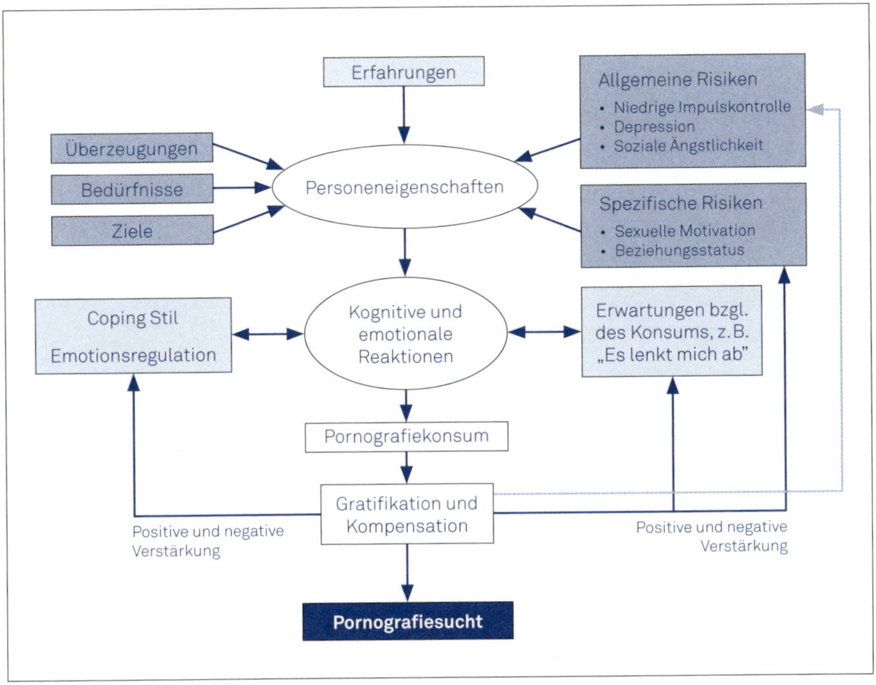

Abbildung 1: Das Interaction of Person-Affect-Cognition-Execution-Modell (I-PACE) von Brand et al. (2019), hier angewendet auf die Pornografiesucht. Die Linien beschreiben die wichtigsten Zusammenhänge.

Im Folgenden werden die wichtigsten Knotenpunkte (weiße Flächen) des Modells sowie der Suchtzyklus näher beschrieben.

2.1 Personeneigenschaften

Obwohl viele Männer Pornografie konsumieren, entwickeln nur wenige eine Pornografiesucht. Was sind diejenigen Eigenschaften, die eine Person gefährden, süchtig zu werden? Es besteht zwar Einigkeit darüber, dass es nicht *die* Suchtpersönlichkeit gibt, trotzdem gibt es einige Eigenschaften, die immer wieder bei süchtigen Menschen beobachtet werden, unabhängig davon, ob es sich um substanzbezogene Süchte, wie z. B. Alkoholabhängigkeit, oder um Verhaltenssüchte, wie z. B. Glücksspielsucht, handelt.

So wird beispielsweise Impulsivität, eine Persönlichkeitseigenschaft, die dadurch gekennzeichnet ist, dass Handlungsimpulse schwer zu unterdrücken sind, mit einer Suchtgefährdung in Verbindung gebracht. Dazu passend berichten einige Männer, die an Sexueller Sucht leiden, dass sie als Kinder und Jugendliche an einer Aufmerksamkeits- und Hyperaktivitätsstörung gelitten haben.

Weitere Faktoren, die eine Pornografiesucht begünstigen können

- Depression
- Soziale Ängstlichkeit
- Starke Sehnsucht nach Neuem
- Ausgeprägter Sexualtrieb
- Keine Partnerschaft

Neben Personen mit bestimmten *Personeneigenschaften* sind zudem Personen gefährdet, die besondere *Überzeugungen, Bedürfnisse* und *Ziele* haben. Zum Beispiel können aktuelle und vergangene Ereignisse dazu geführt haben, dass Betroffene unbedingt negative Stimmungen vermeiden wollen („bei Stress ablenken"). Sie greifen dann auf Pornografie zurück, weil sie aus Erfahrung wissen, dass der Konsum sehr gut dazu geeignet ist, sich von aktuellen unangenehmen Stimmungen abzulenken. Auch früh erlebte Traumata, die auch sexuellen Missbrauch einschließen, können dazu führen, dass Menschen auf der Suche nach sehr starker Ablenkung sind und diese im Konsum von Pornografie finden.

2.2 Kognitive und emotionale Reaktionen

Wird Pornografie wiederholt konsumiert, verändern sich mit der Zeit *kognitive (gedankliche) und emotionale (gefühlsmäßige) Reaktionen* auf das pornografische Material. Dies beruht auf Anpassungen des Gehirns an diese besonderen Reize. Neurowissenschaftler konnten zeigen, dass pornografische Reize zu einer starken Aktivierung des Belohnungszentrums im Gehirn führen.

„Pornos im Kopf"

Mithilfe moderner bildgebender Verfahren, wie z.B. der funktionellen Kernspintomographie, ist es heute möglich, die Verarbeitung von Pornografie im Gehirn näher zu studieren. Hierzu kann man Untersuchungsteilnehmer, die in einem Magnetresonanztomographen (MRT) liegen, pornografisches Material und neutrales Bildmaterial zeigen.

Die Analyse der Messdaten erlaubt es, festzustellen, in welchen Hirnarealen bei der Betrachtung von pornografischem Material mehr Nervenzellen „feuern" als bei der Betrachtung von neutralen, nichtsexuellen Bildern oder Filmen. Inzwischen sind die neuronalen Netzwerke im Gehirn weitestgehend erforscht, die an der Verarbeitung von pornografischem Material beteiligt sind.

Interessanterweise zeigte sich, dass pornografisches Material das sogenannte Belohnungssystem aktiviert, das in den 50er Jahren des letzten Jahrhunderts in tierexperimentellen Studien entdeckt wurde: Wenn bestimmte Hirnareale bei Ratten mit ganz feinen Elektroden elektrisch gereizt wurden, kam es zu auffälligen Verhaltensweisen. Hatten die Tiere die Möglichkeit, über das Drücken einer Taste sich selbst in diesen besonderen Hirnarealen elektrisch zu reizen, schien dies für die Ratten höchst attraktiv: Sie drückten die Taste bis zur völligen Erschöpfung und verzichteten sogar auf eine Nahrungsaufnahme. Hirnregionen, deren elektrische Reizung offensichtlich höchst belohnend ist, fasste man unter dem Begriff des Belohnungssystems zusammen. Später entdeckte man, dass alle bekannten Suchtmittel direkt oder indirekt auf das Belohnungssystem einwirken.

Fortpflanzung und damit Sex stellen starke Motive dar, die biologisch verankert sind, über Hormone gesteuert werden und das Überleben der Spezies sichern. Von daher ist es nicht überraschend, dass sexuelle Reize, wie sie in der Pornografie gezeigt werden, eine große Attraktivität besitzen. Werden Männer und Frauen nach der Attraktivität von sexuellen Reizen befragt, finden in der Regel Männer explizit sexuelle Darstellungen attraktiver als Frauen. Überraschenderweise finden sich nicht so große Unterschiede, wenn die Reaktionen des Gehirns auf sexuelle Reize von Männern und Frauen verglichen werden. Dies könnte darauf hinweisen, dass gesellschaftliche Normvorstellungen für die Geschlechtsunterschiede in den Selbstberichten zur Attraktivität von sexuellen Reizen verantwortlich sind.

Inzwischen gibt es viele Hinweise, dass bei wiederholtem Konsum von Pornografie ähnliche Prozesse stattfinden wie z. B. bei der Entwicklung einer Alkoholsucht.

Anfangs löst der Konsum von Pornografie Vergnügen, Aufregung und starke sexuelle Erregung aus. Unter bestimmten Umständen (z. B. unbefriedigende Sexualität in der Partnerschaft oder häufige Langeweile) bringt dies Nutzer dazu, immer wieder Pornografie zu konsumieren, da sie *Erwartungen über die positive Wirkung des Pornografiekonsums* aufgebaut haben.

Mit der Zeit kommt es – so legen neurobiologische Ergebnisse nahe – zu Veränderungen im emotionalen Erleben, die auf molekularen Anpassungsprozessen im Belohnungssystem beruhen. Der Kick, der anfangs durch Pornografie ausgelöst wurde, wird geringer, es findet eine Art von Gewöhnung statt. Auf der Suche nach dem ursprünglichen Kick wird mehr und unter Umständen auch extremeres Material konsumiert. Obwohl die euphorisierende Wirkung von Pornografie nachlässt, wird der Konsum nicht eingeschränkt, sondern im Gegenteil, der Suchtdruck, Pornografie zu konsumieren, kann immer größer werden.

Häufig wird dadurch der Konsum von Pornografie zu einer Gewohnheit und fest im Tagesablauf verankert, z. B. wird täglich Pornografie nach dem Aufwachen oder vor dem Einschlafen konsumiert. Der Konsum kann schließlich das Leben dominieren.

Bedeutung von Lernprozessen

Bei diesem fortschreitenden Prozess spielt Konditionierung, eine Form des Lernens, eine entscheidende Rolle. Das Gehirn registriert aufgrund seiner Natur ganz genau die Umstände, in denen es mit Belohnung rechnen kann, bzw. unter denen in der Vergangenheit eine Belohnung erfolgte. Solche Umstände können Gefühle und äußere Umgebungsreize sein: Gefühle wie Einsamkeit, Langeweile oder Stress führten möglicherweise in der Vergangenheit zum Pornografiekonsum.

Durch Konditionierung führen solche mit dem Konsum von Pornografie verknüpften Gefühle dazu, erneut Pornografie konsumieren zu wollen. Das Gehirn sagt quasi: „Komm, konsumiere Pornos! Das hast du in der Vergangenheit öfter bei diesen Gefühlen gemacht. Es hat geholfen, eine Weile die unangenehmen Gefühle zu vergessen!“. Neben Gefühlen und Stimmungen können auch äußere Umgebungsreize mit dem Konsum von Pornografie verknüpft sein. Beispielsweise können der Anblick des eigenen Computers, sexuelle Darstellungen in Medien oder auch das bloße Betreten einer leeren Wohnung zu Auslösern eines starken Drangs nach Konsum von Pornografie werden. Voraussetzung ist lediglich, dass diese Reize in der Vergangenheit kurz vor oder während des Konsums auftraten.

Bestimmte Gefühle und äußere Umgebungsreize können also einen Konsumdrang auslösen und das umso stärker, je häufiger die Bedingungen in der Vergangenheit mit dem Konsum verknüpft waren.

2.3 Pornografiekonsum

Im Laufe der Suchtentwicklung wird der Konsum von Pornografie immer mehr zu einer Gewohnheit. Gewohnheiten sind dadurch gekennzeichnet, dass sie mehr oder weniger automatisch ablaufen.

Zentral für eine Sucht ist, dass das süchtige Verhalten immer weniger unter willentlicher Kontrolle steht. Während anfangs z. B. der Impuls, während der Arbeitszeit Pornografie zu konsumieren, erfolgreich unterdrückt werden kann, gelingt das zunehmend schlechter. Oft begleitet von bagatellisierenden Gedanken wie „So schlimm ist das ja nicht, das machen doch alle.“, wird dem Drang immer öfter ohne großen Widerstand nachgegeben.

Schließlich erfolgt kaum mehr Gegenwehr und der Konsum von Pornografie dominiert das Leben. Wichtige Verpflichtungen werden vernachlässigt, was irgendwann zu negativen Konsequenzen für den Betroffenen führt.

2.4 Gratifikation und Kompensation

Wie beschrieben spielen Lernprozesse eine zentrale Rolle bei der Entstehung der Sexuellen Sucht. Menschliches Lernen geschieht besonders effektiv über Belohnung und Bestrafung. Sind die Konsequenzen einer Handlung positiv, also belohnend, ist die Wahrscheinlichkeit hoch, dass das Verhalten wieder gezeigt wird. Wenn ein Verhalten bestraft wird, gilt umgekehrt, dass die Auftretenswahrscheinlichkeit dieses Verhaltens sinkt.

Belohnend kann sein, dass tatsächlich angenehme Dinge eintreten (positive Verstärkung), aber Konsequenzen können auch dann als belohnend erlebt werden, wenn ein bestehender negativer emotionaler Zustand verringert oder beendet wird (negative Verstärkung). Der Konsum von Pornografie kann sowohl positiv als auch negativ verstärkt werden: Die durch den Konsum erzeugte sexuelle Lust stellt eine direkte Belohnung dar. Wird aber durch den Konsum von Einsamkeit, Langeweile oder anderen negativen Gefühlszuständen abgelenkt, so stärkt auch das die Bereitschaft, Pornografie zu nutzen.

Die beiden Arten der Belohnung werden auch als *Gratifikation und Kompensation* bezeichnet. Bei einigen Pornografiesüchtigen steht die Gratifikation im Vordergrund. Sie erleben offensichtlich die durch Pornografie ausgelöste Lust besonders stark, sodass sie hoch motiviert sind, Pornografie zur sexuellen Stimulation zu nutzen. Bei der größeren Gruppe der Pornografiesüchtigen dominieren kompensatorische Gründe jedoch den Konsum. Von diesen Süchtigen wird Pornografie zur *Emotions- und Stressregulation* eingesetzt. Sie haben gelernt, dass der Pornografiekonsum sie für eine Weile von ihren negativen Gefühlen befreien kann. Leider funktioniert dies nur kurzfristig und die negativen Gefühle kehren unter Umständen sogar ausgeprägter zurück. Das kann zu einem Teufelskreislauf führen, in dem Konsumphasen zu depressiven Verstimmungen führen, die dann wiederum zum Konsum führen.

Unabhängig von den unterschiedlichen Gruppen, lässt sich generell beobachten, dass im Laufe der Suchtentwicklung die Bedeutung von Gratifikation geringer und die von Kompensation größer wird.

2.5 Der Suchtzyklus

Das süchtige Verhalten folgt einem Muster, das oft als Suchtzyklus bezeichnet wird, bei dem man drei Phasen unterscheiden kann (vgl. Abb. 2).

In einer *Antizipationsphase* entsteht und steigert sich der Wunsch, das sexsüchtige Verhalten zu zeigen, z. B. Pornografie zu konsumieren. Häufig wird diese Phase von den Betroffenen schon als aufregend und belohnend beschrieben. Manche berichten von Ritualen, die sie ausführen: Sie machen es

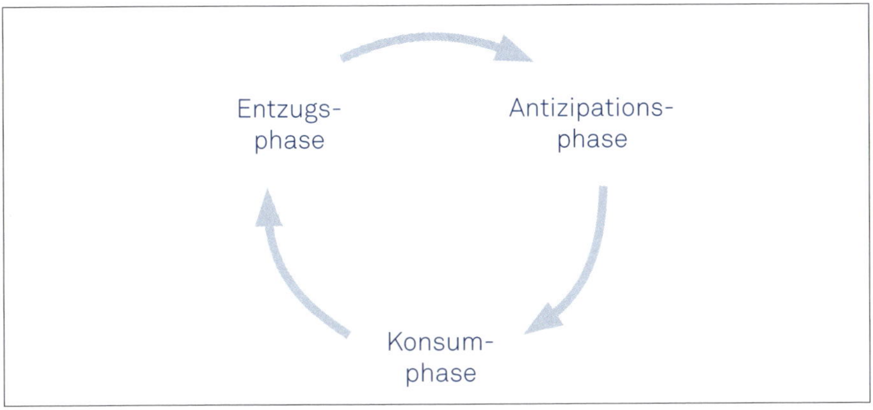

Abbildung 2: Der Suchtzyklus

sich im Bett bequem, sie steigern die Vorfreude, indem sie nicht direkt ihre bevorzugten Seiten im Internet ansteuern, sondern z.B. zunächst online Nachrichten lesen. Männer, die zwanghaft Verkehr mit Prostituierten suchen, spazieren stundenlang durch das Rotlichtviertel, bevor sie ein Bordell betreten. Während dieser Vorphase steigert sich die innere Erregung und Störungen werden als lästig erlebt.

In der zweiten Phase, der eigentlichen *Konsumphase,* wird das Denken und Handeln von dem Wunsch dominiert, sexuell aktiv zu werden. In der Regel ist nicht ein schneller Orgasmus das Ziel, sondern es wird versucht, den Orgasmus möglichst lange hinauszuzögern, wohl auch in dem Bewusstsein, dass die dann folgende dritte Phase, die *Entzugs- und Niedergeschlagenheitsphase,* als belastend erlebt wird.

Viele Betroffene berichten von depressiven Verstimmungen in der Entzugsphase, wenn das sexuelle Verhalten, meist mit einem Orgasmus, beendet wurde. Die Erkenntnis, es – trotz anderslautender Vorsätze – wieder nicht geschafft zu haben, den Impuls zu unterdrücken, erzeugt Versagens- und Inkompetenzgefühle. Die „Katerstimmung“ führt zu erneuten Vorsätzen, das problematische Verhalten in Zukunft nicht mehr zu zeigen.

Das Gefühl der Niedergeschlagenheit und Depression kann aber durch das erneute Eintreten in eine Antizipationsphase wirkungsvoll bekämpft werden, sodass der Suchtzyklus in Form eines Teufelskreislaufes von vorne beginnt.

3 Was kann man gegen Sexuelle Sucht tun?

In diesem Kapitel geht es darum, verschiedene Maßnahmen vorzustellen, die es ermöglichen sollen, sich einer Sexuellen Sucht entgegenzustellen. Es handelt sich hierbei um Vorschläge, die der einen Person geeignet erscheinen werden, der anderen eher nicht. Probieren Sie es aus und entscheiden Sie selbst!

Merke

Viele der hier vorgestellten Ansätze sind vergleichbar mit Ansätzen der kognitiven Verhaltenstherapie, wie sie auch bei anderen Verhaltenssüchten oder substanzbezogenen Süchten eingesetzt werden. Sie, als Betroffener, werden diese Maßnahmen nur einsetzen, wenn Sie von ihrem Nutzen überzeugt sind. Deswegen werden die verschiedenen Maßnahmen jeweils aus dem in Kapitel 2 vorgestellten Modell abgeleitet und detailliert erklärt. Entscheiden Sie jeweils selbst, ob Ihnen das Vorgehen plausibel erscheint oder nicht! Eine gewisse Bereitschaft, Neues auszuprobieren, sollten Sie mitbringen. Nur so wird es Ihnen gelingen, aus Ihren oft über Jahre aufgebauten Suchtgewohnheiten zu entfliehen.

In der Suchtbehandlung lassen sich grundsätzlich verschiedene Stufen der Behandlung voneinander abgrenzen, wobei die Übergänge zwischen den Stufen durchaus fließend sein können.

Nachdem, meistens über einen längeren Zeitraum, sexsüchtiges Verhalten bestanden hat, ohne dass dies als Problem gesehen wurde, ist die erste Stufe der Gesundung die Stufe eines entstehenden Problembewusstseins. Am Ende dieser Stufe kann der Entschluss stehen, das sexsüchtige Verhalten zu beenden und damit die Stufe des Ausstiegs einzuleiten. Ist dieser gelungen, schließt sich die dritte Stufe, die Stufe der dauerhaften Stabilisierung des gesunden Verhaltens, an. Abbildung 3 stellt den Weg grafisch dar.

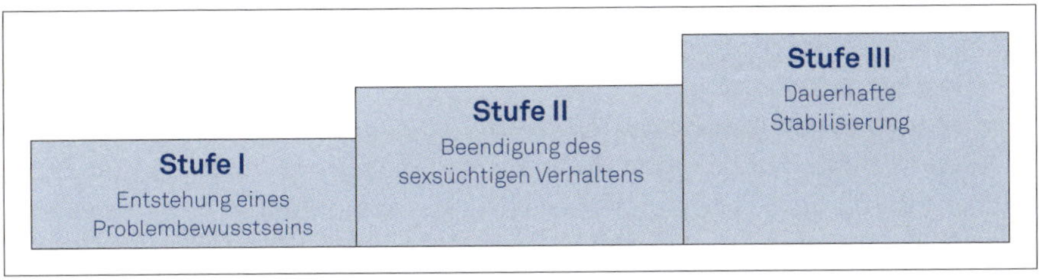

Abbildung 3: Stufen der Überwindung der Sexuellen Sucht

3.1 Stufe I – Entstehung eines Problembewusstseins und Veränderungswunsches

Meistens muss etwas Schwerwiegendes passieren, damit Betroffene in die Phase I (Entstehung eines Problembewusstseins) eintreten. Dies kann ganz unterschiedliche Gründe haben: So kann es beispielsweise vorkommen, dass der exzessive Konsum von Pornografie oder das exzessive sexuelle Dating-Verhalten durch Partner oder andere Familienangehörige aufgedeckt wird. Eventuell verschlingt die Sexuelle Sucht aber auch viel Geld, welches dann an anderer Stelle fehlt. Manche Betroffene stellen fest, dass sie beim partnerschaftlichen Sex nicht mehr hinreichend sexuell stimuliert werden, sodass eine Erektion ausbleibt. Oder den Betroffenen wird bewusst, dass sie jenseits der Sexuellen Sucht kaum noch anderen Freizeitaktivitäten nachgehen.

All diese Gründe können irgendwann zu der Einsicht führen, dass sich etwas ändern muss. Als Konsequenz dieser Einsicht kommt es zum Versuch, das sexsüchtige Verhalten einzustellen oder zumindest stark zu reduzieren. Nun aber schlägt die Natur der Sucht zu: Aufgrund der langen Lerngeschichte erwartet das Gehirn des Süchtigen, dass es regelmäßig mit dem Suchtstoff versorgt wird. Bleibt dieser aus, entsteht ein Suchtdruck, der immer wieder eine dauerhafte Reduktion des sexsüchtigen Verhaltens verhindert. Vorsätze wie „Heute mache ich das zum letzten Mal." werden ein ums andere Mal gebrochen. Meistens halten diese Vorsätze nur für wenige Tage, bevor es zur Wiederaufnahme des problematischen Verhaltens kommt. Die Erfahrung, immer wieder die Kontrolle zu verlieren, ist sehr frustrierend, deprimierend und greift den Selbstwert an. Dies führt zu einer immer größer werdenden Verunsicherung, in der das Problem teilweise überdramatisiert („Ich bin schwer krank, es besteht kaum Hoffnung."), dann aber wieder bagatellisiert („Wo ist das Problem? – Das machen doch alle.") wird.

Was ist wichtig in dieser Phase, damit am Ende der Entschluss steht, das sexsüchtige Verhalten zu beenden? Eine der wichtigsten Maßnahmen ist hier zunächst einmal eine schonungslose, ehrliche und detaillierte Bestandsaufnahme des süchtigen Verhaltens.

3.1.1 Bestandsaufnahme

Am Anfang des Gesundungsprozesses ist es wichtig, sich zunächst einen genauen Überblick über das süchtige Verhalten zu verschaffen. Wichtige Fragen hierbei sind: Worin genau besteht das süchtige Verhalten? Wie häufig tritt es auf? Wieviel Zeit nimmt es in Anspruch? Was stört mich an dem Verhalten, d.h. was sind die „Kosten" des sexsüchtigen Verhaltens? Was sind Auslöser des sexsüchtigen Verhaltens? Um Antworten auf diese Fragen zu bekommen, ist es zielführend, sich selbst für eine längere Zeit zu beobachten.

> Arbeitsblatt 4 (vgl. Anhang, S. 72) enthält eine Vorlage zur Verhaltensbeobachtung. In diesem Arbeitsblatt können Sie Ihr aktuelles Suchtverhalten dokumentieren. Sie sollten Ihr Verhalten mindestens zwei Wochen, besser vier Wochen lang beobachten. Kopieren Sie also das Arbeitsblatt vorab entsprechend häufig, damit Sie Ihre Eintragungen vornehmen können.

Die *Beobachtungsphase* ist sehr wichtig, da während dieser Zeit die Informationen gesammelt werden, die später für die Planung der Beendigung des süchtigen Verhaltens von Bedeutung sind. Der Beobachtungszeitraum sollte zunächst mindestens zwei Wochen umfassen, besser sogar vier Wochen, damit die Datenerhebungen repräsentativ sind. Es hat sich bewährt, das sexuelle Verhalten zu einem festen Zeitpunkt einmal am Tag zu protokollieren. Die Koppelung der Protokollierung an ein festes Tagesereignis verhindert, dass die Protokollierung vergessen wird. Die Zeit nach dem Zähneputzen am Abend bietet sich hierfür beispielsweise an. Wichtig ist, dass Sie ungestört fünf bis zehn Minuten Zeit für die Protokollierung haben. Zur Veranschaulichung des Vorgehens finden Sie in Abbildung 4 das Beispiel eines ausgefüllten Protokolls für einen einzelnen Tag.

Arbeitsblatt: Verhaltensbeobachtung 4

Einschätzungen: Datum: 01.04.

Wie war heute Ihre Stimmung?
(von 0 = „sehr schlecht" bis 10 = „sehr gut") 5

Wie stark war heute der Suchtdruck?
(von 0 = „nicht vorhanden" bis 10 = „sehr stark") 5

Wie stark haben Sie heute die Kontrolle verloren?
(von 0 = „gar nicht" bis 10 = „vollständig") 4

Wie stark konnten Sie heute Widerstand leisten?
(von 0 = „gar nicht" bis 10 = „sehr erfolgreich") 3

Wenn es heute sexsüchtiges Verhalten gab:

Was ist passiert? Auf Toilette Pornografie-Internetseiten besucht und masturbiert; abends erneut mit Pornos masturbiert.

Wie kam es zum Vorfall? Stress am Arbeitsplatz; abends Gewohnheit.

Wie lange dauerte der Vorfall? Während der Arbeitszeit 10 Minuten, abends zwei Stunden.

Wie haben Sie sich danach gefühlt? Starke Schuldgefühle wegen Masturbation auf der Toilette; abends direkt eingeschlafen.

Abbildung 4: Arbeitsblatt 4 – Beispiel für ein ausgefülltes Protokoll

Wichtig

Während der Beobachtungsphase sollten Sie noch nicht versuchen, Ihr problematisches Verhalten zu verändern. Hier geht es darum, „ungeschminkt" den aktuellen Stand zu erfassen. Dabei kann das Protokollieren unangenehme Gefühle hervorrufen, dennoch ist es für den weiteren Verlauf der Gesundung wichtig, mit ungetrübtem Blick den Ausgangszustand zu erfassen.

Auswertung der Beobachtungsphase. Nachdem Sie Ihr Verhalten über mehrere Tage hinweg beobachtet haben, sollten Sie am Ende der Beobachtungsphase Ihre Aufzeichnungen auswerten. Besonders aufschlussreich sind der Stimmungsverlauf und der Suchtdruckverlauf. Abbildung 5 zeigt ein Beispieldiagramm zum Verlauf der Stimmung und des Suchtdrucks. Für jeden Tag der Aufzeichnung gibt es einen entsprechenden Punkt.

Für die Auswertung Ihrer Beobachtungen können Sie Arbeitsblatt 5 (vgl. Anhang, S. 73) nutzen. Es ermöglicht Ihnen die Erstellung eines Verlaufsdiagrammes.

Wenn Sie den Verlauf des Suchtdrucks betrachten, fällt Ihnen vielleicht auf, dass an manchen Tagen die Probleme größer waren als an anderen Tagen. Wichtig ist, zu überlegen, ob es bestimmte Gründe hierfür gab: Gab es vor den kritischen Vorfällen bestimmte Stimmungen, wie z.B. Enttäuschung, Ärger oder auch Langeweile? Waren bestimmte Situationen Auslöser für das Verhalten, wie z.B. alleine zu Hause sein? Die Durchsicht Ihrer Protokollaufzeichnungen soll Ihnen helfen, Faktoren zu identifizieren, die das sexsüchtige Verhalten wahrscheinlicher und unwahrscheinlicher machen.

Falls sich Auslöser identifizieren lassen, muss auf diese in der Phase, in der Sie Ihr sexsüchtiges Verhalten beenden wollen, besonders geachtet werden. Erinnern Sie sich nochmals an das Entstehungsmodell, das in Kapitel 2 vorgestellt wurde: Nach diesem Modell wären diese Auslöser die inneren und äußeren Reize, die über Lernprozesse mit dem kritischen Verhalten verknüpft worden sind. Treten diese Reize auf, dann wird der Suchtdruck ausgelöst, der zur Ausführung des sexsüchtigen Verhaltens drängt.

Arbeitsblatt: Verlauf von Stimmung und Suchtdruck

5

Datum: von 03.06. bis 18.06.

Nachdem Sie Ihr Verhalten mithilfe von Arbeitsblatt 4 über mindestens 14 Tage hinweg beobachtet haben, können Sie hier Ihre Aufzeichnungen eintragen und die einzelnen Werte, z. B. Ihre Stimmungswerte, miteinander verbinden. So erhalten Sie eine grafische Darstellung Ihres Stimmungsverlaufs. Mit den weiteren Einschätzungen (Suchtdruck, Kontrolle, Widerstand) können Sie genauso verfahren. Nutzen Sie am besten für jedes Verlaufsdiagramm eine andere Farbe.

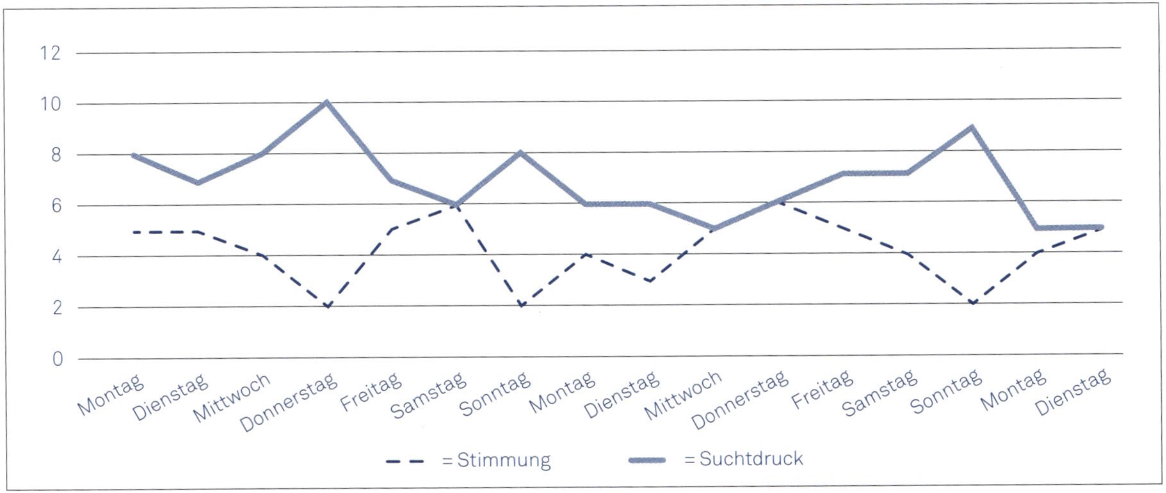

Abbildung 5: Arbeitsblatt 5 – Beispiel eines Diagramms zum Verlauf der Stimmung und des Suchtdrucks nach einer 14-tägigen Beobachtungsphase

Ideal ist es, wenn Sie ca. drei zentrale Auslöser für das problematische Verhalten identifizieren können. Diese drei wichtigsten Auslöser sollten Sie sich auf einem Blatt Papier notieren. Die Liste soll Ihnen helfen, Ihre Risikosituationen genau zu kennen. Wenn der Zeitpunkt kommt, dass Sie Ihr sexsüchtiges Verhalten beenden, werden das die Verführungssituationen sein, bei denen Sie Ihre Kräfte und Fertigkeiten bündeln müssen, um der Versuchung zu widerstehen, Ihr sexsüchtiges Verhalten zu zeigen. Abbildung 6 veranschaulicht beispielhaft, wie wichtige Auslöser erfasst und notiert werden können.

Wichtige Auslöser für sexsüchtiges Verhalten:

Auslöser 1: Stress mit Freundin

Auslöser 2: Traurig sein

Auslöser 3: Alleinsein

Weitere Auslöser: Rüffel vom Chef

Abbildung 6: Beispiel für die Erfassung und Verschriftlichung wichtiger Auslöser

3.1.2 Zeit der Entscheidung

Nachdem Sie das problematische Verhalten über einige Tage dokumentiert haben, geht es nun um die Frage, ob Sie wirklich etwas verändern wollen und wenn ja, was. Dabei ist klar, dass Ihr sexsüchtiges Verhalten auch Vorteile für Sie hatte, sonst hätten Sie sich in der Vergangenheit nicht so verhalten. Beispielsweise brachte das sexsüchtige Verhalten Spannung und Lust mit sich und hat Sie von negativen Stimmungen abgelenkt. Es stellt sich Ihnen also die Frage, warum soll ich jetzt etwas am Verhalten ändern? Diese Frage kann nur beantwortet werden, wenn Sie sich auch einmal die Kosten Ihres Verhaltens vor Augen führen. Nur, wenn die Kosten größer sind als der Nutzen, lohnt es sich, das Verhalten zu verändern. Für eine angemessene Bilanzierung hilft es, die Vorteile des sexsüchtigen Verhaltens den Nachteilen gegenüberzustellen.

Für eine Gegenüberstellung der Vor- und Nachteile des sexsüchtigen Verhaltens können Sie Arbeitsblatt 6 (vgl. Anhang, S. 74) nutzen.

Überlegen Sie, welche *direkten* und *indirekten Vorteile* und welche *direkten* und *indirekten Nachteile* Sie in Ihrem sexsüchtigen Verhalten sehen:

- *Direkte Vorteile* werden direkt positiv erlebt, z. B. der Lustgewinn.
- *Indirekte Vorteile* bestehen darin, dass negative Gefühle verringert werden, z. B. das Verschwinden von Langeweile durch den Konsum von Pornografie.
- *Direkte Nachteile* werden als unangenehm erlebt, z. B. die depressiven Gefühle, die sich oft nach dem sexsüchtigen Verhalten einstellen.
- *Indirekte Nachteile* sind das Ausbleiben oder die Verringerung von positiven Zuständen, z. B. Schwierigkeiten in Partnerschaften durch das sexsüchtige Verhalten.

Tragen Sie die Vor- und Nachteile Ihres sexsüchtigen Verhaltens in das Arbeitsblatt 6 ein. Überlegen Sie bei jedem Punkt, wie viele Punkte (zwischen einem Punkt und 10 Punkten) Sie jedem Vor- oder Nachteil geben. Ein Punkt bedeutet, der Vorteil oder der Nachteil spielt kaum eine Rolle, 10 Punkte bedeutet, der Vor- oder Nachteil ist sehr bedeutsam. Am Ende zählen Sie alle vergebenen Punkte der Vorteile und alle Punkte der Nachteile zusammen und tragen diese Summen an den vorgesehenen Stellen des Arbeitsblattes ein. Überwiegen die Nachteile?

Wenn die Nachteile die Vorteile überwiegen, wird es Zeit, etwas zu verändern. Um motiviert zu sein, aus der Sucht auszusteigen, ist es sehr sinnvoll, sich die wichtigsten Gründe für einen Ausstieg jederzeit vor Augen führen zu können. Aus diesem Grund sollten Sie – am besten auf einer Karteikarte – die drei für Sie persönlich wichtigsten Gründe notieren, warum Sie Ihr sexsüchtiges Verhalten beenden wollen (vgl. Abb. 7).

Gründe, die dafür sprechen, mit der Sucht aufzuhören:

Grund 1: Ich möchte wieder über meine Zeit verfügen und nicht von meiner Sucht dominiert werden!

Grund 2: Ich möchte wieder ich selbst sein.

Grund 3: Ich möchte meine Beziehung retten.

Abbildung 7: Beispiel-Karteikarte mit den Gründen zur Beendigung des sexsüchtigen Verhaltens

3.1.3 Reduzieren oder stoppen des sexsüchtigen Verhaltens?

Für viele mag es realistischer erscheinen, das sexsüchtige Verhalten zu reduzieren. Die Vorstellung, das möglicherweise über Jahre praktizierte Verhalten ganz zu stoppen, erscheint überfordernd. Pornografiesüchtige sagen sich vielleicht: „Die Mehrzahl der Männer konsumiert Pornografie, ich muss nur wieder lernen, weniger zu konsumieren als bisher.".

Wenn jedoch das Modell, das in Kapitel 2 erklärt worden ist, stimmt, dann ist die Option des reduzierten Konsums als Therapieziel wenig sinnvoll. Warum? Die Antwort hat viel mit dem Suchtgedächtnis zu tun. Das Gehirn hat gelernt, dass bestimmte Stimmungen und Situationen mit dem Konsum von Pornografie verknüpft sind. Aus den Neurowissenschaften weiß man, dass diese Verknüpfungen niemals ganz gelöscht werden, sondern lediglich durch neue Verknüpfungen überlagert werden können.

War es bisher beispielsweise so, dass immer bei Stress Pornografie konsumiert wurde, dann erwartet das Gehirn in jeder stressigen Situation, dass Pornografie erneut zum Stressabbau verwendet wird: Es gibt also eine Verknüpfung „Stress → Pornografie". Wenn jedoch im Rahmen der Gesundung gelernt wird, bei Stress spazieren zu gehen, Fahrrad zu fahren, sich mit anderen zu treffen oder sich mit einer Entspannungsformel gedanklich oder mit einer Atemübung körperlich zu entspannen, dann entstehen neue Verknüpfungen.

Je häufiger das Alternativverhalten bei Stress eingesetzt wird, desto stärker werden die neuen Verknüpfungen im Vergleich zur alten Verknüpfung „Stress → Pornografie". Wird jedoch als Antwort auf Stress wieder Pornografie konsumiert, wird die alte Erinnerungsspur reaktiviert und das Gehirn erwartet ähnlich wie früher bei Stress Pornografiekonsum. Das Geschehen ist schematisch in Abbildung 8 dargestellt.

Vor diesem Hintergrund wird deutlich, dass eine klare Beendigung des sexsüchtigen Verhaltens am sinnvollsten ist. Hierdurch schwächen sich die suchtbezogenen Gedächtnisverknüpfungen mit der Zeit ab. Würde man das problematische Verhalten dagegen ab und zu wieder zeigen, so würde die suchtbezogene Gedächtnisspur reaktiviert werden und der Suchtdruck aufs Neue entstehen.

Ob es sinnvoll ist, vor dem endgültigen Stopp zu versuchen, das eigene sexsüchtige Verhalten Stück für Stück zu reduzieren, ist eine weitere Frage, die

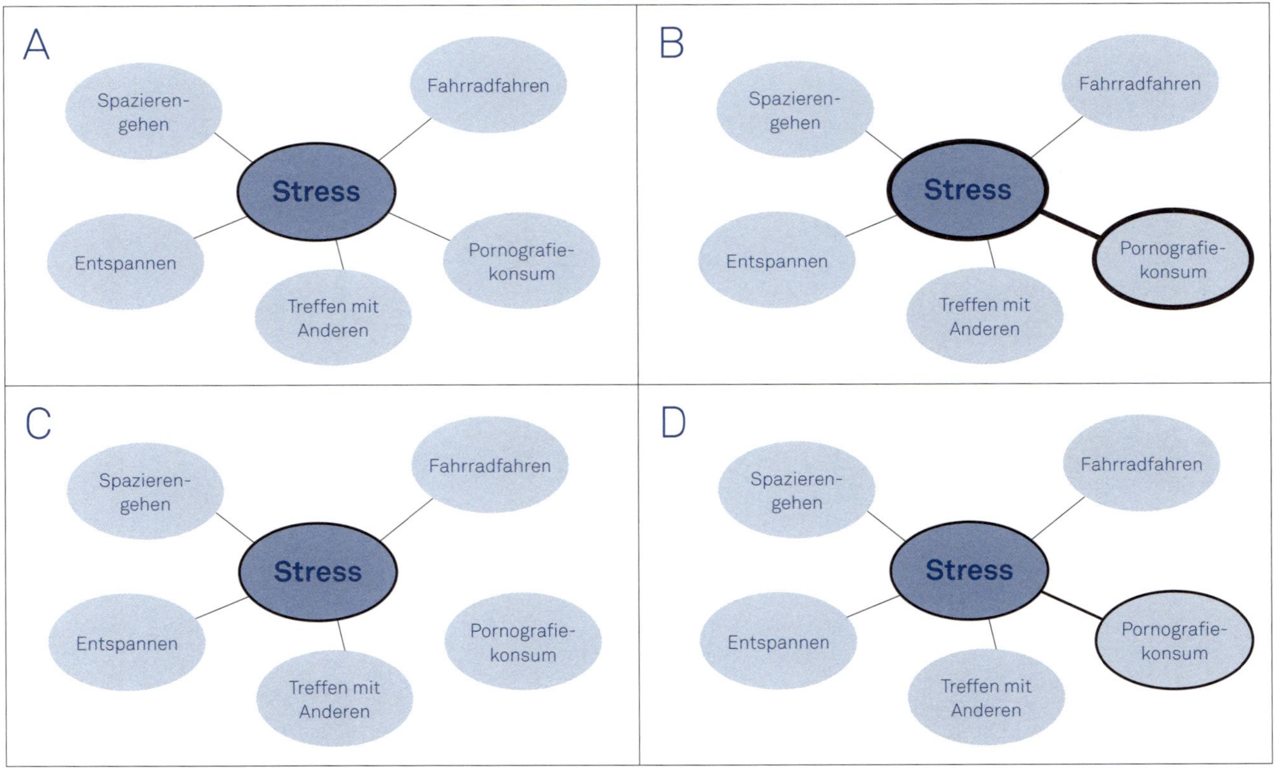

Abbildung 8: Erinnerungsspuren vor einer Pornografiesucht (A), während einer Pornografiesucht (B), nach einer erfolgreichen Behandlung der Sucht (C) und nach einem Rückfall (D). Während der Sucht ist Stress in diesem Beispiel stark mit dem Konsum von Pornografie verbunden. Nach einem Rückfall wird diese Verbindung wiederbelebt.

gestellt wird. Es spricht einiges dafür, nicht auf eine langwierige Reduzierung zu setzen, sondern an einem festgelegten Tag das süchtige Verhalten komplett zu beenden. Die Idee dahinter ist, dass jeder Schritt einer Reduktion fast genauso viel Kraft kostet wie eine vollständige Beendigung des Verhaltens.

Festlegung eines Termins für den Ausstieg. Sie sollten sich also einen Termin im Kalender markieren, der für Sie den Beginn der Abstinenz von Ihrem sexsüchtigen Verhalten festlegen soll. Bei der Wahl des Zeitpunktes sollten Sie nach einem Termin suchen, der geeignet ist, mit den Herausforderungen des Ausstiegs zurechtzukommen: Sie werden in den ersten Tagen der Abstinenz möglicherweise feststellen, dass immer wieder starke Impulse auftreten, die Sie verführen, rückfällig zu werden. Von daher sind Phasen, in denen Sie z. B. im Beruf oder auch privat stark beansprucht sind, für den Beginn der Abstinenz ungeeignet.

3.2 Stufe II – Beendigung des sexsüchtigen Verhaltens

Vor dem Tag des Ausstiegs aus dem sexsüchtigen Verhalten sollten Sie noch einige Vorbereitungen treffen. Die Umsetzung einiger der im Folgenden dargestellten Maßnahmen ist zwingend erforderlich, andere Maßnahmen können bei Bedarf umgesetzt werden. Hier zunächst die zwingend erforderlichen Maßnahmen.

3.2.1 Planung des zukünftigen Umgangs mit Auslösern

Im Kapitel 2 wurde vorgestellt, wie konditionierte Situationen und Stimmungen zu einem starken Drang führen können, das sexsüchtige Verhalten auszuführen. Diese Auslöser werden in Zukunft besondere Verführungssituationen darstellen, auf die es sich vorzubereiten gilt. Deswegen ist es wichtig, zu überlegen, wie mit den verschiedenen Auslösern in Zukunft umgegangen werden soll.

Einigen Auslösern kann vielleicht ganz einfach aus dem Weg gegangen werden: Wenn z. B. Alkoholgenuss ein Auslöser für sexsüchtige Verhaltensweisen war, könnte dieser Auslöser unschädlich gemacht werden, indem eine Alkoholabstinenz eingehalten wird. Ähnlich könnte Alleinsein vermieden werden, wenn dies ein Auslöser für das Verhalten in der Vergangenheit war. Das kann z. B. zur Folge haben, dass die Wohnsituation überdacht werden muss. Wäre es sinnvoll, mit anderen zusammenzuwohnen? Wenn Langeweile ein Hauptauslöser des sexsüchtigen Verhaltens in der Vergangenheit war, muss etwas gegen Langeweile unternommen werden. Dies kann beispielsweise bedeuten, sich in einem Fitnessstudio anzumelden, um bei Langeweile auf eine gesunde Alternativbeschäftigung zurückgreifen zu können.

> Damit Sie nicht erst in der Verführungssituation über alternative Verhaltensweisen nachdenken müssen, sollten Sie bereits jetzt planen, wie Sie in Zukunft mit möglichen Auslösern (Situationen/Stimmungen) umgehen wollen. Erstellen Sie mithilfe von Arbeitsblatt 7 (vgl. Anhang, S. 75) einen Plan, in dem Sie Auslöser und alternative Verhaltensweisen festhalten.

Wenn Ihnen mehrere Ideen kommen, schreiben Sie alle auf. Wichtig ist aber, dass eine Idee Ihre wichtigste Alternative ist, auf die Sie im Zweifelsfall zurückgreifen können (vgl. unterstrichene Verhaltensweisen in Abb. 9). Diesen Plan sollten Sie in der Folgezeit immer wieder ansehen und sich überlegen, ob Sie etwas ändern wollen, wenn Ihnen z. B. eine bessere Idee gekommen ist, wie Sie mit einer Verführungssituation umgehen können.

Auslöser	**Alternatives Verhalten**
Langeweile	Buch lesen; Spazierengehen; ins Kino gehen; <u>Freunde anrufen</u>
Stress mit Freundin	Einkaufen gehen; <u>Joggen gehen</u>
Allein zu Hause	<u>Musik hören;</u> Kochen; Buch lesen

Abbildung 9: Beispiel eines Plans zum Umgang mit Auslösern

Überlegen Sie für alle wichtigen Auslöser Ihres sexsüchtigen Verhaltens, die Sie während der Beobachtungszeit (vgl. Arbeitsblatt 4) identifiziert haben, was Sie in den kritischen Situationen in Zukunft anstelle Ihres sexsüchtigen Verhaltens machen möchten.

3.2.2 Das sexsüchtige Verhalten verhindern

Eine weitere zwingend notwendige Maßnahme ist, die Ausführung des sexsüchtigen Verhaltens zu erschweren oder ganz zu verhindern: Sollte also ein Gedanke an das sexsüchtige Verhalten auftauchen, sollte es möglichst schwer oder unmöglich sein, das Verhalten direkt auszuführen. Zur Veranschaulichung kann hier als Beispiel die Alkoholabhängigkeit herangezogen werden: Für eine Person, die alkoholabhängig ist, wäre es zumindest zu Beginn der Abstinenz fatal, ein alkoholisches Getränk im Kühlschrank zu haben. Die Wahrscheinlichkeit, abstinent zu bleiben, ist viel höher, wenn kein alkoholisches Getränk griffbereit ist und man beispielsweise erst zur Tankstelle fahren müsste.

Auch aus neurobiologischer Sicht ist es sinnvoll, die Ausführung des sexuellen Verhaltens zu erschweren. Ein Handlungsimpuls ist in der Regel zu dem Zeitpunkt am stärksten, an dem er entsteht, und nimmt dann mit der Zeit immer mehr ab: Ist es also unmittelbar nach dem Impuls möglich, das sexsüchtige Verhalten auszuführen, fehlt die Zeit, bis sich der anfangs sehr heftige Drang etwas abschwächt. Die Zeit reicht also nicht für einen Wechsel von einem stark emotional geprägten und wenig vernunftbestimmten Zustand in einen wieder eher ruhigeren sowie vernünftig denkenden Zustand.

Da viele Betroffene sich des Internets bedienen, wäre es der effektivste Weg, das Internet abzuschalten, um das Ausleben des sexsüchtigen Verhaltens zu verhindern. Vielleicht erscheint es Ihnen völlig abwegig, auf das Smartphone mit permanentem Internetzugang zu verzichten. Viele Menschen sind davon überzeugt, dass sie ohne permanenten Online-Zugang nicht mehr am normalen Leben teilnehmen können: Bankgeschäfte werden über das Internet abgewickelt, E-Mails haben klassische Briefe weitestgehend verdrängt und das soziale Leben findet für viele Personen größtenteils über soziale Medien statt. Aber – um im Bild von oben zu bleiben – die Situation gleicht einem Alkoholabhängigen, der hinter dem Tresen in der Kneipe arbeitet. Deswegen sollten Betroffene ernsthaft darüber nachdenken, ob es zumindest für den Beginn des suchtfreien Lebens eine Alternative zum Smartphone in der Hosentasche gibt. Über die folgenden drei Szenarien sollte nachgedacht werden:

- *Alternative 1 – Der radikale Schnitt.* Abmeldung des Internets zu Hause und Abschaffung des Smartphones. Diese radikale Lösung ist sicher – zumindest am Anfang der Abstinenzphase – die beste Lösung, da dadurch die Umsetzung des Impulses in eine Handlung nur über größere Umwege mög-

lich ist. Viele der Betroffenen, die mit diesem Vorschlag konfrontiert werden, sind regelrecht geschockt und sehen für sich keine Möglichkeit, die Empfehlung in der Realität umzusetzen. Berufliche, aber auch private Gründe werden angeführt, warum das völlig unrealistisch sei.
Hier sollte man sich aber auch vor Augen führen, was auf dem Spiel steht: In manchen Fällen droht der Verlust des Arbeitsplatzes oder der Verlust der Partnerschaft. Die Frage, ob vor diesem Hintergrund auf die Annehmlichkeiten der digitalen Welt zeitweise verzichtet werden kann, muss jeder für sich beantworten.

- *Alternative 2 – Begrenzung der Möglichkeiten im Netz.* Kann auf das Smartphone oder den Internetzugang zu Hause tatsächlich nicht verzichtet werden, kann versucht werden, Hürden aufzubauen, die ein schnelles Zugreifen auf problematische Internetseiten verhindern. Besonders geeignet ist hierfür eine Blockierungssoftware, die es erlaubt, ausgewählte Seiten im Internet zu blockieren. Teilweise kann diese Funktion auch von modernen Routern übernommen werden. Jugendschutzfilter können helfen, eine Vielzahl von problematischen Internetseiten zu blockieren.
  Zu bedenken ist jedoch, dass bisher keines der verschiedenen Software-Produkte einen hundertprozentigen Schutz bietet, da täglich neue Seiten online gehen, deren Namen so gewählt werden, dass sie möglicherweise von der Software nicht als Sexseiten identifiziert werden. Ein Nachteil dieser verschiedenen Blockierungsstrategien ist auch, dass mit etwas computertechnischem Wissen die Blockierungssoftware ausgehebelt werden kann.
- *Alternative 3 – Nutzung des Internets ausschließlich im öffentlichen Raum.* Die drittbeste Lösung besteht darin, dass das Internet nur unter bestimmten Bedingungen genutzt werden darf, z.B. ausschließlich im öffentlichen Raum. Dies kann bedeuten, dass man seinen Computer, der bisher im Arbeitszimmer stand, nun z.B. in der Küche aufbaut oder das Smartphone nur noch benutzt, wenn andere anwesend sind.
  Diese Strategie erfordert viel Engagement und enorme Selbstkontrolle, die für viele Betroffene eine zu große Herausforderung darstellen dürfte.

Fallbeispiele

- Ein Patient hatte sich zu Hause auf seinem Rechner als Hürde gegen Pornokonsum eine Filtersoftware installiert. Diese konnte nur über ein Passwort deaktiviert werden. Um sich davor zu schützen, die Software unter Suchtdruck zu deinstallieren, hatte er das Passwort auf seiner Arbeitsstelle, die 30 Minuten Fahrtzeit entfernt war, hinterlegt. Tatsächlich gab es eine Gelegenheit, in der der Suchtdruck so groß war, dass er sich auf die Fahrt zu seiner Arbeitsstelle gemacht hatte, um sich dort das Passwort zu holen, dass es ihm erlaubt hätte, wieder die von ihm bevorzugten Sexseiten zu besuchen. Auf den ersten Kilometern zu seiner Arbeitsstelle schwächte sich dann aber der Suchtdruck soweit ab, dass er die Fahrt abbrechen und somit einen Rückfall verhindern konnte.

- Ein anderer Patient hatte viel Geld für Telefonsex ausgegeben. Ihm gelang es nach wenigen Wochen, sein sexsüchtiges Verhalten einzustellen. Einmal berichtete er in der Therapie, dass er befürchte, an einem bestimmten Wochenende rückfällig werden zu können, da seine Frau angekündigt hatte, an diesem Wochenende ihre Familie zu besuchen. Da dies in der Vergangenheit eine typische Situation für seine exzessiven Telefonchats war, befürchtete der Patient, dass an diesem Wochenende der Suchtdruck so stark werden könnte, dass es zu einem Rückfall komme. Deswegen war es wichtig, besondere Sicherheitsmaßnahmen zu ergreifen, die darin bestanden, dass er sich an dem Wochenende mit Freunden zu verschiedenen Aktivitäten verabredete. Kritisch blieben damit noch die Situationen, in denen er allein zu Hause war. Es wurde verabredet, dass er sich während dieser Restzeiten den Zugang zu den Telefonen (Festnetz und Handy) erschwerte. Zu diesem Zweck „versteckte" er seine Telefone in der Garage, damit er im Falle eines Suchtimpulses erst einige Hürden überwinden musste, um telefonieren zu können. Mithilfe der beschriebenen Maßnahmen gelang es dem Patienten, das Wochenende ohne Rückfall zu überstehen.

3.2.3 Einstellung zum Verhalten ändern

Im Erklärungsmodell in Kapitel 2 spielen Erwartungen eine bedeutsame Rolle. Erwartungen an die sexuelle Befriedigung, die mit dem Verhalten verknüpft ist, führen dazu, dass das sexsüchtige Verhalten fortgesetzt wird.

Auch an diesen Aspekt kann angeknüpft werden, indem positiven Gedanken in Bezug auf das Verhalten („Es bringt mir sexuelle Lust.") negative Gedanken gegenübergestellt werden. Beispielsweise kann die Einstellung zur Pornografie verändert werden, indem man sich die negativen Aspekte der Pornoindustrie vor Augen führt: Die dargestellten Szenen sind häufig von sexistischen Stereotypen geprägt. Dokumentationen über den Alltag am Filmset legen nahe, dass die Arbeitsbedingungen teilweise menschenverachtend sind und wirtschaftliche Notlagen ähnlich wie in der Prostitution ausgenutzt werden.

Besteht das sexsüchtige Verhalten aus exzessivem Dating-Verhalten, kann versucht werden, das scheinbar wechselseitig unkomplizierte Arrangement zu hinterfragen: Fühlt sich der andere eventuell schlecht, weil er etwas anderes erwartet hat? Auch die Vorstellung, sich mit einer über Geschlechtsverkehr übertragbaren Krankheit anzustecken, kann den Wunsch, das sexsüchtige Verhalten auszuleben, verringern.

Gelingt es also zukünftig, beim Gedanken an das sexsüchtige Verhalten negative Bilder und Vorstellungen hervorzurufen, indem man z. B. an die schwierigen Arbeitsbedingungen der Pornoindustrie denkt, kann dies die Lust, das problematische Verhalten auszuleben, senken.

3.2.4 Der Motivationssatz – ein Mantra zum Durchhalten

Die bevorstehende Herkulesaufgabe, dem Suchtdruck standzuhalten, erfordert jeden Tag eine gehörige Portion an Energie. Viele der Betroffenen, die wir behandelt haben, profitieren davon, sich jeden Tag daran zu erinnern, welche Vorteile es bietet, die Sucht hinter sich zu lassen. Mithilfe eines Motivationssatzes kann man sich jeden Tag neu motivieren, auch weiterhin durchzuhalten. Damit Sie den Motivationssatz nicht vergessen, sollten Sie sich den Satz notieren und ihn jeden Morgen lesen, ihn sich anhören (z. B. Audioaufnahme mit dem Handy) oder sich auswendig vorsagen.

Sie sollten in Ihrem Motivationssatz klar die Absicht formulieren, Ihr sexsüchtiges Verhalten einzustellen. Wichtig ist, dass der Motivationssatz knapp und auf Sie maßgeschneidert ist. Falls ein Satz nicht ausreicht, können Sie auch gerne zwei oder drei Sätze formulieren. Am Ende sollte ein positiver Ausblick in die Zukunft stehen (vgl. Beispiel in Abb. 10). Vielleicht erleben Sie mit der Zeit, dass der Satz oder die Sätze nicht mehr richtig passen, dann sollten der Satz bzw. die Sätze überarbeitet werden.

Mein Motivationssatz:

Ich will nicht mehr im Sumpf meiner Sucht versinken – ich werde mir mein Leben zurückholen!

Abbildung 10: Beispiel-Motivationssatz

Viele der Betroffenen kennen ihr „Mantra“ nach wiederholtem Anhören auswendig. Das ist hilfreich, da man es sich dann auch ohne technische Hilfsmittel vergegenwärtigen kann. Neben dem festen Zeitpunkt am Morgen sollten Sie sich den Motivationssatz immer in den Situationen innerlich aufsagen, in denen Sie merken, dass Sie an die Grenzen Ihrer Impulskontrolle kommen.

Der Motivationssatz oder die Motivationssätze sollen Ihnen Mut machen und Zuversicht geben. Besonders hilfreich ist es, wenn Sie beim leisen Aufsagen des Mantras zusätzlich die Hände ballen, als Zeichen dafür, wie kraftvoll Sie gegen die Sucht vorgehen. Das kann selbstverständlich auch jede andere Geste sein, die Ihnen ein kämpferisches, optimistisches Gefühl vermittelt.

Natürlich wird es immer wieder Situationen geben, in denen Selbstzweifel aufkommen und Sie sich gedanklich damit beschäftigen werden, einen Abstinenzbruch zu begehen. Insbesondere in diesen Situationen sollten Sie lernen, mithilfe Ihres Motivationssatzes oder Ihrer Motivationssätze dagegenzuhalten – Sie sollten sich quasi ein Gegengift gegen die Verführung selbst verabreichen.

Ihnen mag dieser Vorschlag vielleicht wenig überzeugend vorkommen, aber probieren Sie es aus. Positive Selbstinstruktionen können wirklich sehr hilfreich sein!

3.2.5 Der Einstieg in ein suchtfreies Leben

Der Tag der Veränderung sollte zelebriert werden, um die Bedeutung des Ereignisses angemessen zu betonen. Wie bereits erwähnt, sollte der Tag so ausgewählt sein, dass keine zusätzlichen Belastungen vorhanden sind. Günstig kann ein Wochenende oder ein Urlaubstag sein. Der Tag sollte positiv gestaltet werden; insbesondere ist es sehr wichtig, dass keine Leere und Langeweile entstehen, da diese häufig zu einem verstärkten Suchtdruck führen. Sinnvoll ist z. B. ein Ausflug oder der Besuch von Freunden. Meistens lassen sich der erste und die darauffolgenden Tage relativ gut überstehen, da die Motivation, dem Suchtdruck zu widerstehen, anfänglich noch sehr hoch ist.

3.2.6 Umgang mit dem Suchtdruck

Nach dem Tag der Entscheidung beginnt nun die eigentliche Arbeit. In den ersten Tagen, Wochen und Monaten werden immer wieder Situationen auftreten, in denen ein starker Suchtdruck entsteht. Dieser kommt zustande, da Situationen und Stimmungen das Gehirn an frühere Episoden des sexsüchtigen Verhaltens erinnern und das Belohnungssystem daraufhin den starken Impuls sendet, wieder das sexsüchtige Verhalten zu zeigen.

In der Psychologie unterscheidet man zwischen stark emotionalen und vernunftbestimmten Gemütszuständen (engl. *hot cognition* versus *cool cognition).* Ist man in einem stark emotionalen Zustand, dann neigt man bei entsprechenden Impulsen zur unmittelbaren Handlungsausführung; im Fall der Sexuellen Sucht wäre ein großer Druck hin zum sexsüchtigen Verhalten ein solcher Zustand. In dieser kritischen Phase dem Handlungsimpuls zu widerstehen, erfordert eine wahre Kraftanstrengung. Dieser stark emotionale Gemütszustand dauert in der Regel nur wenige Minuten – länger schafft es der Körper nicht, den hohen Energiebedarf dieses Zustandes zu decken. Der Gemütszustand schwächt sich emotional ab und vernunftbestimmtes Handeln ist wieder leichter möglich.

In einer konkreten Verführungssituation bedeutet das, dass die Zeit des emotionalen Ausnahmezustands irgendwie überstanden werden muss, bis sich der Handlungsimpuls abschwächt und wieder vernünftig gehandelt werden kann. Es gibt nun einige Techniken, die eingesetzt werden können, um diese kritische Phase zu bewältigen. Dabei unterscheiden sich die Maßnahmen nach der Stärke des Suchtdrucks, also z. B. des Impulses, wieder Pornografie zu konsumieren. Der Suchtdruck ist während der meisten Zeit ertragbar, hier gilt es, sich zum Durchhalten zu motivieren. Größer ist der Suchtdruck in kritischen Situationen, die weitestgehend vermieden werden sollten. Wird der Suchtdruck sehr groß, hilft nur sofortige Ablenkung bzw. Verlassen der Versuchungssituation.

Sich zum Durchhalten motivieren

Über die Selbstmotivation, z. B. über den Motivationssatz, haben wir schon gesprochen. Wichtig ist, das bisher Erreichte zu würdigen und sich selbst regelmäßig für das Durchhalten zu belohnen. Das können innere Dialoge wie „Super, dass ich schon mehrere Wochen clean bin." etc. sein. Man kann sich auch für erreichte Zwischenziele beschenken (z. B. „Wenn ich drei Monate ohne mein sexsüchtiges Verhalten gelebt habe, leiste ich mir etwas Besonderes."). Hilfreich kann auch sein, in kleinen Schritten zu denken: „Heute halte ich durch." und dann morgen wieder das gleiche Ziel und so weiter. Merkt man, dass die Motivation geringer wird, sollte man sich Zeit nehmen, sich nochmals vor Augen zu führen, warum es sich lohnt, von der Sucht wegzukommen.

Vermeiden kritischer Situationen

Während der Selbstbeobachtung wurden viele Hinweise gesammelt, welche Situationen besonders gefährliche Verführungssituationen sind. Manchmal ist es möglich, Situationen, die bekannterweise kritisch sind, zu umgehen. Hat man z. B. Angst, alleine zu Hause zu sein, können Einkäufe erledigt oder spazieren gegangen werden. Steht ein kritisches Wochenende bevor, kann ein Besuch bei Freunden oder Familienangehörigen bei der Überbrückung dieser schwierigen Zeit helfen. In Kapitel 3.2.1 haben Sie sich schon Gedanken über Alternativen zum sexsüchtigen Verhalten gemacht.

Ablenkung

Beim Auftreten eines sehr starken sexsüchtigen Impulses kann durch starke Ablenkung die Handlungsausführung verhindert werden. Als besonders wirkungsvoll zur Ablenkung hat sich eine starke sensorische Stimulation erwiesen. Wenn über unsere Sinnesorgane intensive Signale empfangen werden, wird automatisch die Aufmerksamkeit darauf gelenkt, die dann vom Handlungsimpuls abgezogen ist.

Starke sensorische Signale können im Fall einer auditiven Stimulation laute Musik sein. Häufig werden scharfe Lebensmittel wie eine Chilischote für die Stimulation des Geschmacksempfindens benutzt. Starke Gerüche – angenehmer oder unangenehmer Art – können ebenfalls benutzt werden, um sich abzulenken. Eine starke taktile Reizung kann z. B. über einen um das Handgelenk gelegten Gummi, den man auf die Haut schnalzen lassen kann, realisiert werden. Knetmasse oder Igelbälle eignen sich auch, um ein starkes sensorisches Signal zu setzen, das kurzfristig vom Handlungsimpuls ablenkt.

Wichtig ist auch bei dieser Strategie, dass die Maßnahmen gut vorbereitet sind, z. B. dass vorher geplant wird, mit welchem Medium Musik gehört werden kann oder dass der Igelball griffbereit ist. Diese Maßnahmen helfen ebenfalls, kurzfristig Zeit zu gewinnen, damit der sehr emotionale Gemütszustand des Suchtdruckes überbrückt werden kann.

Masturbation zum Abbau des Suchtdruckes?

Viele Betroffene beschreiben einen sehr starken Suchtdruck, wenn sie ihr sexsüchtiges Verhalten nicht mehr ausleben. Für einige kann es hilfreich sein, diesen Suchtdruck zumindest für eine bestimmte Zeit durch das Herbeiführen eines Orgasmus zu vermindern. Dabei sollte darauf geachtet werden, dass bei der Masturbation jeder Gedanke an das sexsüchtige Verhalten, z. B. an bestimmte präferierte Sexszenen, vermieden wird. Stattdessen sollte sich ausschließlich auf die körperlichen Empfindungen, die durch die manuelle Stimulation ausgelöst werden, konzentriert werden.

Bei manchen Betroffenen reicht diese Stimulation ohne begleitende Fantasie nicht aus, um einen Orgasmus zu erleben. Für diese Gruppe stellt diese Methode daher keine sinnvolle Alternative dar, da die dann eingesetzten Fantasien dem ursprünglichen sexsüchtigen Verhalten zu ähnlich sind und damit das Suchtgedächtnis wieder aktiviert wird.

Manchmal tritt auch ein extrem intensiver Suchtdruck auf. Dann hilft nur der Einsatz eines Notfallplans.

Notfallplan – Autopilot einschalten

Ist der Suchtdruck sehr hoch, hilft nur eine vorher einstudierte Notfallstrategie. Sitzen Sie beispielsweise vor Ihrem Computer und werden plötzlich vom Gedanken, „sich etwas Gutes tun zu wollen“ und Pornografie zu konsumieren, übermannt, dann sollten Sie einen Automatismus vorbereitet haben, der nun zum Einsatz kommen kann. Die folgende Übung hilft dabei, die passenden Notfallreaktionen in verschiedenen Notfallsituationen zu planen.

Notfallplan – Was tun, wenn es eng wird

Überlegen Sie sich, was Sie machen können, wenn Sie merken, dass Sie knapp davor sind, rückfällig zu werden.

Das Notfallverhalten muss sofort ohne Vorbereitung durchführbar sein. Möglicherweise brauchen Sie mehrere Notfallpläne, je nachdem, ob Sie zu Hause oder an Ihrer Arbeitsstelle sind. Eine Notfallhandlung kann darin bestehen, dass Sie beispielweise sofort von Ihrem Stuhl aufspringen, zum Kaffeeautomaten gehen und sich einen Kaffee holen. Natürlich können Sie auch erst einmal einen Spaziergang rund um den Block machen. Zentral ist, dass sofort (automatisch) Handlungen durchgeführt werden, die die Ausführung des sexsüchtigen Verhaltens unmöglich machen.

Es geht also wieder darum, dass Sie Zeit gewinnen, damit sich Ihr sehr emotionaler Gemütszustand „abkühlen" kann. Wenn Sie sich für einen bestimmten Ablauf an Handlungen (Notfallverhalten) entscheiden, sollten Sie sicherstellen, dass dieses Notfallverhalten hinreichend lang dauert (mindestens mehrere Minuten) und immer einsetzbar ist (z. B. sollte das Verhalten am Arbeitsplatz umsetzbar sein, ohne dass Kollegen von Ihrem Verhalten irritiert sind).

Am Ende Ihrer Notfallhandlung empfiehlt sich der Einsatz Ihres Motivationssatzes. Zentral für Ihren Notfallplan ist, dass Sie nicht überlegen müssen, was zu tun ist. Daher sollten Sie den Ablauf der Notfallhandlung üben, indem Sie sich mehrfach gedanklich in die kritische Situation hineinversetzten und dann Ihre Notfallhandlung wirklich ausführen. Diese Übungen sind sehr wichtig, damit Ihr Gehirn eine stabile „Wenn-Dann"-Verbindung aufbauen kann. Als Erinnerungsstütze sollten Sie Ihren Notfallplan immer in schriftlicher Form bei sich haben, z. B. in Ihrer Geldbörse.

3.3 Stufe III – Dauerhafte Stabilisierung eines suchtfreien Lebens

Grundsätzlich gilt für die Behandlung der Sexuellen Sucht, dass zweigleisig gehandelt werden muss: Auf der einen Seite erfordert das Suchtgeschehen, dass der Suchtkreislauf durchbrochen werden muss und das sexsüchtige Verhalten nicht mehr gezeigt werden darf. Hierzu sind Impulskontrollstrategien unverzichtbar.

Zum anderen ist es wichtig, Gründe zu identifizieren, warum das sexsüchtige Verhalten diesen Stellenwert bekam, sodass es zu einem Suchtverhalten werden konnte. Die zweite Säule der dauerhaften Behandlung der Sexuellen Sucht ist also – neben dem Umgang mit dem Suchtdruck – die Beschäftigung mit den persönlichen Gründen, die zur Sexuellen Sucht geführt haben. Nicht jeder, der z.B. Pornografie nutzt, wird süchtig. Es gibt persönliche Gründe, warum jemand sexsüchtig geworden ist. Für ein dauerhaftes Leben ohne Sucht, ist es von großer Bedeutung, zu verstehen, welche individuellen, persönlichen Gründe die Entwicklung der Sexuellen Sucht begünstigt haben.

Besonders nach einem erfolgten Ausstieg aus dem Suchtzyklus sollte auf der Stufe der dauerhaften Stabilisierung darüber nachgedacht werden, welche individuellen Gründe zur Sexuellen Sucht geführt haben. Setzt man sich mit diesen auseinander, kann man dadurch möglichen Rückfällen den Nährboden entziehen. Abbildung 11 listet die Gründe auf, die ein Patient für sich identifiziert hatte.

Gründe meines sexsüchtigen Verhaltens:

- Schüchternheit
- Unbefriedigender Sex in der Beziehung
- Minderwertigkeitskomplexe
- Soziale Ängstlichkeit
- Starker Sexualtrieb

Abbildung 11: Beispiel – Mögliche Gründe sexsüchtigen Verhaltens

Es wird nicht *den* Grund geben, sondern es ist davon auszugehen, dass verschiedene Gründe das sexsüchtige Verhalten ausgelöst haben. Eng mit der Frage nach den Gründen verknüpft, ist die Frage nach der Funktion der Sexuellen Sucht (Wofür, wobei, wozu war das Verhalten hilfreich?). Die Gründe und die Funktionen der Sexuellen Sucht sind bei jeder Person verschieden. Dennoch gibt es bestimmte Konstellationen, die häufiger auftreten. Im Folgenden werden nicht nur häufige Funktionen sexsüchtigen Verhaltens genannt, sondern auch Ideen vermittelt, was in Zukunft an Stelle des sexsüchtigen Verhaltens treten könnte.

3.3.1 Umgang mit innerer Leere

Betäubung der inneren Leere. Viele Betroffene berichten, dass ihr sexsüchtiges Verhalten, z.B. ihr Pornografiekonsum, angestiegen ist, als sie viel alleine waren oder als sie ein geringes Selbstbewusstsein hatten und deswegen anderen Menschen eher aus dem Weg gegangen sind. Eine Funktion des Konsums war offensichtlich, von der inneren Leere abzulenken. Die starken sexuellen Reize eignen sich hervorragend dazu, für einige Zeit die Einsamkeit zu vergessen, wenn z.B. keine Partnerschaft besteht.

Alternativen. Sexsüchtiges Verhalten ist oft dadurch gekennzeichnet, dass es über Jahre hinweg den Tagesablauf nachhaltig geprägt hat, da es viel Zeit in Anspruch genommen hat. Mit der Gesundung fällt daher ein wesentlicher Bestandteil der täglichen Beschäftigung weg. Da zu Beginn der Sucht das sexsüchtige Verhalten häufig zur Bekämpfung von Langeweile und Einsamkeit sowie des Nichts-mit-sich-anfangen-Könnens eingesetzt worden ist, stellt die neu gewonnene Zeit nun eine echte Herausforderung und ein Rückfallrisiko dar.

Falls Langeweile ein Grund für das sexsüchtige Verhalten war, gilt es, Beschäftigungen zu finden, die Spaß und Befriedigung bringen und ein bewussteres, selbstbestimmtes, kreatives Leben ermöglichen. Das können etwa alte, über die Zeit verloren gegangene Hobbys sein. Ein Patient holte z.B. seine Gitarre vom Dachboden, auf der er seit 20 Jahren nicht mehr gespielt hatte.

Merke

Wichtig bei der Auswahl von zukünftigen Freizeitaktivitäten ist es, dass nicht Aktivitäten gewählt werden, die ähnlich wie das bisherige sexsüchtige Verhalten zu einer gefühlsmäßigen Narkotisierung führen. Würde man zum Beispiel das sexsüchtige Verhalten durch intensives Computerspielen ersetzen, könnte das zu einer Verlagerung der Probleme führen. Gesucht sind Aktivitäten, die ohne Reizüberflutung Befriedigung verschaffen. Wichtige Fragen sind: Was macht mir wirklich Spaß? Was wollte ich schon immer mal machen, bin aber, aus welchen Gründen auch immer, nie dazu gekommen? Die Antworten auf diese Fragen fallen natürlich individuell sehr unterschiedlich aus.

Ist die innere Leere auf Einsamkeit zurückzuführen, da keine Partnerschaft besteht, drängt sich die Frage auf, warum keine Partnerschaft besteht. Macht die Aussicht auf eine Partnerschaft Angst (z.B. wegen Angst vor Nähe) oder traut man sich nicht zu, auf potenzielle Partner zuzugehen? Je nachdem, wo die Gründe der Einsamkeit liegen, gilt es Neues auszuprobieren. Liegt dem Single-Dasein beispielsweise eine Schüchternheit zugrunde, so können Kontaktbörsen, ein Flirtkurs oder ein Selbstsicherheitstraining helfen, die Angst zu überwinden.

3.3.2 Emotionsregulation

Umgang mit schmerzhaften Gefühlen. Emotionen sind das Salz in unserem Leben. Wir erleben Emotionen wie Freude, Ärger, Wut, Angst, Überraschung, Ekel und Traurigkeit. Emotionen haben einen stammesgeschichtlichen Hintergrund und helfen bei der Anpassung an verschiedene Situationen, indem sie feste Reaktionsmuster zur Verfügung stellen. Angst führt z.B. zu einer erhöhten Herzrate und zu einer schnelleren Atmung. Beides sorgt dafür, dass Sauerstoff zu den Muskeln transportiert wird, um möglichst schnell eine gefährliche Situation verlassen zu können. So haben Emotionen einen hohen Anpassungswert. Jedoch können Emotionen auch Leiden verursachen.

Viele psychische Erkrankungen sind dadurch gekennzeichnet, dass überschießende Emotionen wie Panik, Furcht oder auch übermäßiger Ärger das Leben bestimmen. Von daher ist es sehr wichtig, besonders schmerzhafte Emotionen herunterregulieren zu können.

Das Ausleben von sexsüchtigen Verhaltensweisen hat sich möglicherweise in der Vergangenheit als eine sehr wirkungsvolle Methode erwiesen, um Emotionen zu regulieren: Durch die Ablenkung mit den starken sexuellen Reizen werden die ursprünglichen Emotionen kaum mehr wahrgenommen.

Alternativen. Emotionsregulation ist etwas, das man lernen kann. Die verschiedenen Ansätze zur Emotionsregulation setzen an sehr unterschiedlichen Ebenen an. Emotionen entstehen häufig durch unsere Interpretationen von bestimmten Situationen. Sieht uns jemand missgelaunt an, so ist Ärger nachvollziehbar, wenn die Situation als aggressiver Akt interpretiert wird. Wird die schlechte Laune des anderen aber als Zeichen dafür interpretiert, dass der andere offensichtlich gerade etwas Schlechtes erlebt hat, so würde man vielleicht eher Mitleid empfinden.

Das Beispiel soll deutlich machen, dass unsere Gefühle ganz wesentlich davon abhängen, was wir über Situationen denken und wie wir sie interpretieren. Somit kann man Emotionsregulation auf der gedanklichen Ebene einsetzen, indem gefühlsreduzierende Gedanken gefördert werden.

Eine andere Methode setzt an den körperlichen Reaktionen an, die Emotionen häufig begleiten. Über Entspannungsverfahren, wie sie z.B. an Volkshochschulen gelehrt werden, kann diese körperliche Übererregung wirkungsvoll verringert werden. Häufig sind überschießende Emotionen auch ein Ausdruck dafür, dass etwas im Leben nicht passt, man eigentlich mit sich und der Welt unzufrieden ist. Hier kann es helfen, sich die Zeit zu nehmen, über grundsätzliche Dinge nachzudenken: Was sind eigentlich die wichtigen Ziele in meinem Leben? Fühle ich mich in meinem aktuellen Leben wohl? Wenn nicht – was beeinträchtigt die Lebenszufriedenheit?

3.3.3 Partnerschaften und Sexualität

Flucht aus der partnerschaftlichen Sexualität. Entgegen eventueller Vorurteile führen Sexsüchtige in der Mehrzahl der Fälle Partnerschaften. Häufig wissen die Partnerinnen oder im Fall von homosexuellen Männern die Partner lange Zeit nichts von der Sexuellen Sucht. Auch die Betroffenen nehmen oft an, dass ihre Sucht nichts mit ihrer Partnerschaft zu tun hat. So kann Pornografiesucht beispielsweise über Jahrzehnte hinweg parallel zu einer scheinbar glücklichen Ehe existieren.

Dennoch dürfte die Annahme, dass die Sucht keine Bedeutung für die Beziehung hat, in den meisten Fällen falsch sein. Die sexuelle Lust, die jemand erlebt, ist beschränkt. Da das sexsüchtige Verhalten viel von dieser Lust bindet, bleibt weniger für die partnerschaftliche Sexualität. Hat ein Betroffener sich mehrmals täglich mithilfe von Pornografie und Selbstbefriedung zum Orgasmus gebracht, ist sein Interesse an partnerschaftlicher Sexualität vermutlich verringert.

Welche Gründe kann es für ein sexsüchtiges Verhalten in einer Partnerschaft geben? Das sexsüchtige Verhalten hat viele Facetten, die verständlich machen, dass es auch in Partnerschaften stattfinden kann. Zunächst ist sexsüchtiges Verhalten durch eine egozentrierte Lust und Kontrolle gekennzeichnet. Wird z.B. Pornografie konsumiert, so kann der Betroffene sich seine Filme genau nach seinen sexuellen Präferenzen und Fetischen aussuchen, ohne auf die Bedürfnisse einer anderen Person Rücksicht nehmen zu müssen. Im Internet können so lange Filme angeklickt werden, bis man die Filmsequenz gefunden hat, die zum momentanen sexuellen Bedürfnis am besten passt.

In realen Partnerschaften ist Sexualität meist komplizierter: Hier geht es darum, dass zwei Menschen miteinander aushandeln müssen, wie sie ihre jeweiligen sexuellen Bedürfnisse aufeinander abstimmen. Das kann nur gelingen, wenn zeitweise die eigenen Bedürfnisse zurückgestellt werden und man bereit ist, die Bedürfnisse des anderen manchmal auch dann zu befriedigen, wenn sie teilweise im Widerspruch zu den eigenen Bedürfnissen stehen. Auf dieses kooperative Verhalten sind viele Menschen schlecht vorbereitet. Entweder glauben sie, dass sich Sex spontan ergeben muss oder sie haben Hemmungen, über sexuelle Wünsche und Vorstellungen zu sprechen. Tatsächlich vermeiden die meisten Paare, über ihre Sexualität zu reden, was dazu führen kann, dass über Jahre hinweg Missverständnisse bestehen können.

Intimität versus sexuelle Lust. Vielen ist vielleicht der Unterschied zwischen Intimität und Lust nicht klar. Intimität beschreibt ein Gefühl der Nähe, der Geborgenheit, den Wunsch dem anderen nahe sein zu wollen – ein eher ruhiges Gefühl. Im Gegensatz dazu ist sexuelle Lust gekennzeichnet von sexueller Leidenschaft, Gier und dem Wunsch auf den sexuellen Höhepunkt zuzusteuern. Idealistisch wird angenommen, dass Liebe entsteht, wenn Intimität und sexuelle Lust zusammenkommen. Das soll hier nicht vertieft werden. Festzuhalten ist jedoch, dass Menschen, die unter Sexueller Sucht leiden, häufig Intimität kaum mehr erleben.

Merke

Männer, die sich exzessiv mit fremden Frauen zum Sex verabredet haben, berichteten, dass für sie oft die Persönlichkeit, das Aussehen und das Alter ihrer Sexualpartnerinnen nebensächlich war. Es ging nur um den puren Sex, die andere Person war dabei unwichtig. Deutlich wurde dies z.B. auch durch das fast fluchtartige Verlassen des Ortes, wenn der Höhepunkt erreicht war. Um eine befriedigende partnerschaftliche Sexualität zu erleben, ist offenbar ein Mindestmaß an Intimität Voraussetzung.

Was sollte sich in Partnerschaften nach der Überwindung der Sucht ändern? Da die Auslagerung der Lust aus der Beziehung beide Partner betrifft, ist ein häufiger Rat von Sexualtherapeuten: Über Sex reden lernen.

Dabei sind einige Kommunikationsregeln zu beachten: Grundsätzlich gibt es kein richtig oder falsch. Es geht um persönliches Erleben und persönliche Wünsche, die man dem anderen mitteilt. Diese Gefühle können nicht falsch sein, sondern sind so, wie sie sind und nicht diskutabel. Auch Wünsche können nicht diskutiert werden, wohl aber die Umsetzung von Wünschen in die Realität.

Wichtige Kommunikationsregeln

- *Bei Irritationen das Gespräch suchen.* Dabei dem anderen nicht Gespräche aufzwingen, sondern darum bitten, sich gemeinsam Zeit zu nehmen, um die Probleme zu besprechen.
- *Für sich sprechen.* Nicht versuchen, den anderen zu verändern, sondern immer von dem eigenen Erleben ausgehen. „Ich will …“ statt „Du sollst“.
- *Sich nicht der Hitze des Streitgesprächs hingeben.* Oft folgt ein Wort dem anderen und am Ende sind alle frustriert. Manchmal hilft es, eine Pause einzulegen und ein wenig Zeit verstreichen zu lassen, bis man die Unterhaltung wieder aufnimmt. Manche berichten von guten Erfahrungen damit, sich Briefe/E-Mails zu schreiben. Dies ermöglicht, über das Geschriebene nachzudenken, anstatt blind zu reagieren.
- *Dem anderen zuhören.* Bevor man zum „Gegenschlag“ ausholt, erst einmal den anderen ausreden lassen und dabei auch versuchen, sich in die Perspektive des anderen hineinzuversetzen.

Viele Paare erleben es als sehr hilfreich, wenn ihnen gesagt wird, dass moralische Maßstäbe beim sexuellen Erleben und bei sexuellen Wünschen wenig Bedeutung haben. Tatsächlich fällt es vielen Menschen schwer, das Erleben des Partners, so wie es ist, erst einmal ohne Wertung zu akzeptieren. Die Verführung ist groß, dem anderen einzureden, dass seine Fantasien abartig und vielleicht sogar pervers sind. Dadurch kommt Mann oder Frau leider langfristig nicht weiter, weil sich die Partnerin oder der Partner dann natürlich zurückzieht und ihr bzw. sein inneres Erleben für sich behält. Der Austausch über das innere Erleben ist jedoch Voraussetzung für das Erleben von Intimität.

Viele Partnerschaften werden durch die Sexuelle Sucht eines Partners auf eine zu große Probe gestellt und zerbrechen.

Will man auf Dauer nicht allein sein, muss eine neue Partnerschaft eingegangen werden. In einer anderen Partnerschaft ist eine zweite Chance möglich. In beiden Fällen, beim Beginn einer neuen Partnerschaft oder beim Neustart einer bestehenden Partnerschaft, muss vermutlich eine für beide Partner befriedigende Sexualität erst aufgebaut werden.

Eine besondere Herausforderung der partnerschaftlichen Sexualität besteht in der Kompromissbildung zwischen den verschiedenen Wünschen und Vorstellungen der Partner. Diese Herausforderung gilt umso mehr für Paare, bei denen einer unter Sexsucht gelitten hat: Dieses Verhalten war in der Regel von einer sehr egoistischen Bedürfnisbefriedigung geprägt.

Der Pornografiesüchtige ist es gewohnt, seine Vorlieben mit entsprechenden Filmen zu bedienen. Das können bestimmte Sexualpraktiken wie Oral- oder Analsex sein, aber auch besondere Szenarien wie Gruppensex oder gespielte Vergewaltigungen. Auf die Partnerin können solche Praktiken und Szenarien befremdlich und abstoßend wirken. Das bedeutet unter Umständen, dass auf bestimmte sexuelle Fantasien und Vorstellungen in der real gelebten Partnerschaft verzichtet werden muss.

Somit stellt jede Abstinenz von der Sexuellen Sucht auch einen Verlust dar. Ob die partnerschaftliche Sexualität die sexsüchtige Sexualität mittelfristig ersetzen kann, wird maßgeblich davon abhängen, ob neue, befriedigende Erfahrungen in der Paarsexualität gemacht werden können. Auch hier spielt wieder die Fähigkeit des Paares, wie es über die jeweiligen Empfindungen und Wünsche sprechen kann, eine entscheidende Rolle.

3.4 Umgang mit Rückschlägen

Es gehört zum Wesen einer Sucht, dass es zu Rückschlägen, also zu erneuten Episoden des sexsüchtigen Verhaltens kommen kann.

Auslöser dieser Rückfälle können besonders stressbelastete Lebensumstände sein. Manchmal fühlen sich Betroffene, die seit Längerem abstinent sind, auch zu sicher und vernachlässigen ihre Sicherheitsmaßnahmen. Zum Beispiel geraten sie unvorbereitet in eine Hochrisikosituation. Ein Rückfall wird sich nie zu 100 % verhindern lassen.

Umso wichtiger ist deshalb ein geeigneter Umgang mit dem Rückfall: Weder soll er bagatellisiert noch überdramatisiert werden. Er sollte Ansporn sein, seine Sicherheitsmaßnahmen nochmals zu überdenken und diese gegebenenfalls an neue Gegebenheiten anzupassen. Die Gefahr der Überdramatisierung eines Rückfalls ist es, dass ein Gefühl des Scheiterns aufkommt und überdramatisierende Gedanken auftreten (z. B.: „Ist ja eh schon alles verloren.", „Ich schaffe das nie."), was wiederum ein Startsignal dafür sein kann, sich wieder ganz im sexsüchtigen Verhalten zu verlieren.

4 Häufig gestellte Fragen

Im Folgenden wird auf Fragen eingegangen, die häufig im Zusammenhang mit der Therapie der Sexuellen Sucht gestellt werden.

4.1 Ist am Anfang der Behandlung der Sexuellen Sucht eine sexuelle Enthaltsamkeit sinnvoll?

Einige Ratgeber zur Behandlung der Sexuellen Sucht empfehlen zu Beginn der Therapie eine längere Phase der sexuellen Enthaltsamkeit. Die Idee dabei ist, dass sich das sexuelle körperliche Reaktionssystem nach einer oft jahrelangen Phase der Hypersexualität – die sich z.B. in einer hohen wöchentlichen Rate an Orgasmen ausdrückt – wieder normalisieren kann. Diese Hypersexualität hat vorher zu körperlichen Anpassungsprozessen geführt, die aus der Überaktivität den Normalzustand gemacht haben.

Anders als vielleicht vermutet, führt eine längere sexuelle Enthaltsamkeit nicht zu einer Steigerung, sondern zu einer Reduzierung der Libido. Die Motivation, sexuell aktiv zu sein und einen Orgasmus erleben zu wollen, verringert sich mit der Zeit. Diese neurobiologischen Anpassungsprozesse, die man auch aus tierexperimentellen Beobachtungen kennt, geschehen nicht sofort, sondern erst nach einigen Wochen oder Monaten. Von daher wird eine sexuelle Abstinenz von mindestens einem Monat empfohlen. Obwohl es aus therapeutischer Sicht sinnvoll erscheint, das System über eine sexuelle Abstinenz „abzukühlen“, stellt der Verzicht auf jegliche Sexualität (also nicht nur Verzicht auf das sexsüchtige Verhalten) für die meisten Betroffenen eine zu große Aufgabe dar. Das bedeutet, dass eine Abstinenz sehr sinnvoll für diejenigen ist, die sich zutrauen, es zu schaffen. Falls die Hürde aber zu hoch ist, kann man auch auf die anderen Maßnahmen vertrauen.

4.2 Soll die Partnerin oder der Partner eingeweiht werden?

Falls die Partnerin bisher nicht von dem sexsüchtigen Verhalten weiß, stellt sich vielleicht für viele Betroffene die Frage, ob und wie sie ihre Partnerin über *das Problem* informieren sollen. Die meisten Betroffenen haben große Hemmungen über ihr Problem mit ihrer Partnerin zu sprechen, da sie sich schämen und befürchten, dass ihre Partnerin aufgrund des Geständnisses die Beziehung beenden könnte. Dennoch ist es wichtig, das Gespräch mit der Partnerin zu suchen.

Langfristig die Problematik verheimlichen zu können, dürfte in den meisten Fällen eine Illusion sein. Häufig kann ein Gespräch ein erster wichtiger Schritt in Richtung Gesundung sein, da die Offenheit zur Partnerin Prozesse in Gang bringen kann, die insgesamt zu mehr Vertrauen und Offenheit in der Beziehung führen.

4.3 Gibt es Medikamente, die gegen die Sexuelle Sucht eingesetzt werden können?

Bisher gibt es noch wenig Erfahrung mit der medikamentösen Therapie der Sexuellen Sucht. Grundsätzlich kommen zwei Substanzklassen infrage, nämlich Serotonin-Wiederaufnahme-Hemmer und Medikamente, die direkt in den Geschlechtshormonhaushalt eingreifen. Letztere Medikamentengruppe, die Gruppe der Antiandrogene, hat zum Teil gravierende Nebenwirkungen, die ein erhebliches Gesundheitsrisiko mit sich bringen können. Bei ihrem Einsatz wird auch von chemischer Kastration gesprochen. Deswegen wird ihr Einsatz nur in Ausnahmefällen erwogen, z. B. bei Sexualstraftätern, bei denen ein offener Vollzug erwogen wird. In diesem Fall wird argumentiert, dass deren Libido unbehandelt ein zu großes Gefahrenpotenzial darstelle.

Medikamente, die den Hirnstoffwechsel des Neurotransmitters Serotonin beeinflussen, sogenannte Serotonin-Wiederaufnahme-Hemmer (engl. Selective Serotonin Reuptake Inhibitors, SSRIs), werden seit mehreren Jahrzehnten erfolgreich in der Behandlung von Depressionen und Zwängen eingesetzt. Diese Medikamente können Nebenwirkungen wie Mundtrockenheit, Übelkeit und Herzrasen auslösen, aber diese Nebenwirkungen werden nicht als nachhaltig gesundheitsgefährdend eingestuft. Wichtiger im Zusammenhang mit Sexueller Sucht ist, dass auch Erektionsstörungen und ein Libidoverlust zu den bekannten Nebenwirkungen der SSRIs gehören. Der in der Depressionsbehandlung unerwünschte Libidoverlust kann besonders in der Anfangsphase der Behandlung der Sexuellen Sucht genutzt werden. Eine reduzierte Libido macht es den Betroffenen leichter, Kontrolle über ihr sexuelles Verhalten zu behalten. Anders als der antidepressive Effekt der SSRIs, der erst nach zwei bis vier Wochen einsetzt, scheint die Libido kurzfristig durch SSRIs verringert zu werden.

4.4 Ist eine professionelle Psychotherapie für die Überwindung der Sexuellen Sucht nötig?

Das vorliegende Buch oder andere Ratgeber können helfen, eine Sexuelle Sucht auch ohne professionelle Hilfe in den Griff zu bekommen. Aus unserer Ambulanz kennen wir Fälle, bei denen wenige Hinweise, ähnlich wie sie in diesem Ratgeber zu finden sind, ausgereicht haben, um das sexsüchtige Verhalten zu stoppen.

Ob eine Sexuelle Sucht professionell behandelt werden muss, hängt auch davon ab, ob mehr günstige oder mehr ungünstige Bedingungen vorliegen. Günstige Bedingungen liegen vor, wenn die Sexuelle Sucht eine Pornografiesucht ist, die Sucht noch nicht zu lange andauert (<10 Jahre), keine anderen psychischen Erkrankungen vorliegen und eine Partnerschaft besteht. Entsprechend liegen ungünstige Bedingungen vor, wenn die Sexuelle Sucht aus einem exzessiven Dating-Verhalten besteht, andere psychische Erkrankungen wie Depressionen oder Persönlichkeitsstörungen vorliegen und wenn keine Partnerschaft besteht.

Falls es Ihnen nicht gelingt, dauerhaft das sexsüchtige Verhalten zu unterlassen, sollten Sie sich nicht davor scheuen, professionelle Hilfe in Anspruch zu nehmen. Suchterkrankungen sind durchaus hartnäckige Erkrankungen und die erforderliche dauerhafte Unterdrückung des süchtigen Verhaltens überfordert viele Betroffene.

Merke

Wenn Sie professionelle Hilfe in Anspruch nehmen möchten und Sie die Informationen in diesem Ratgeber grundsätzlich hilfreich finden, ist es empfehlenswert, sich an eine Therapeutin oder einen Therapeuten zu wenden, die/der in Kognitiver Verhaltenstherapie ausgebildet ist. Dieser Ratgeber beruht nämlich auf verhaltenstherapeutischen Prinzipien.

Bedeutung von Selbsthilfegruppen. In vielen Städten gibt es inzwischen Selbsthilfegruppen, in denen Menschen mit Sexueller Sucht Unterstützung finden können. Am Ende des Buches sind einige Links zu den wichtigsten Gruppen aufgelistet (vgl. Anhang, S. 64).

Viele der Gruppen sind nach dem 12-Schritte-Programm organisiert, das ursprünglich von den Anonymen Alkoholikern entwickelt wurde. Die häufig mehrmals in der Woche stattfindenden Treffen verlaufen nach einer klaren, immer gleichen Struktur. Voraussetzung für die Teilnahme ist lediglich, dass jeder Gruppenteilnehmer sich seiner Sucht stellen möchte. Nach unseren Erfahrungen profitieren einige Betroffene von den Treffen, da sie sich dort verstanden fühlen und Unterstützung finden, um jeden Tag erfolgreich gegen ihre Sucht zu kämpfen.

In einzelnen Fällen kann es aber auch zu sogenannten Ansteckungsphänomenen kommen: Durch die Erzählungen der anderen Teilnehmer während der Treffen, wird der Suchtdruck sogar erhöht und dadurch sexsüchtiges Handeln angestoßen. Ob Ihnen der Besuch einer Selbsthilfegruppe hilft, müssen Sie einfach selbst ausprobieren.

In den letzten Jahren ist im Internet die Bewegung *NoFap* (engl. für nicht masturbieren) entstanden. Anhänger dieser Gruppe werben dafür, auf Masturbation und Pornografie zu verzichten. Sie versprechen sich davon körperliche und psychische Vorteile, auch partnerschaftlicher Sex soll dadurch wieder intensiver werden. Dieser Bewegung schließen sich im Netz immer mehr Männer an, die für sich die Gefahr sehen, pornosüchtig zu werden. Die Berichte der Männer, die für sich den Porno- und Masturbationsverzicht umsetzen, enthalten viele Tipps, wie mit Verführungssituationen umgegangen werden kann.

4.5 Wie sollen Partnerinnen und Partner mit der Sexuellen Sucht umgehen?

Wenn von Sexueller Sucht Betroffene in Partnerschaften leben, findet das sexsüchtige Verhalten in der Regel über Jahre im Verborgenen statt. Manchmal brechen Lügengebäude zusammen oder durch einen „blöden" Zufall lässt sich das Problem nicht mehr weiter verheimlichen. Wenn die sexsüchtige Problematik offen zutage getreten ist, beginnt für die jeweilige Partnerin oder den jeweiligen Partner eine oft quälende Zeit. Dieses Kapitel richtet sich an Partnerinnen oder Partner eines oder einer Sexsüchtigen[2].

Typische Probleme für die jeweiligen Partnerinnen

Häufig geraten die Partnerinnen von Sexsüchtigen durch die Aufdeckung der Details des sexsüchtigen Verhaltens in einen „Gefühlsorkan": Oft fühlen sie sich hintergangen, abgewertet, gekränkt und verletzt. Als Folge können Wut, Verzweiflung, aber auch Scham und Ekel auftreten. Quälende Fragen sind: Warum hat er das gemacht, reiche ich ihm nicht? Warum tut er mir das an? Warum hat er mir das nicht viel früher erzählt? Wenn er mich bezüglich seiner Sucht belogen hat, kann ich ihm dann überhaupt noch trauen? Soll oder muss ich ihn verlassen? Diese Gefühle und Gedanken stellen die Beziehung auf eine enorme Belastungsprobe.

Wie mit der Erkenntnis umgehen, dass der eigene Partner unter einer Sexuellen Sucht leidet?

Viele können mit der Situation nur so umgehen, dass sie die Flucht ergreifen, um sich und eventuell auch andere (z. B. Kinder) zu schützen. Sie sehen keine andere Möglichkeit für sich, mit der erlebten Kränkung umzugehen, als den Kontakt abzubrechen. Diese Reaktion ist nachvollziehbar. Auf der anderen Seite handelt es sich bei der Sexuellen Sucht um eine Krankheit. Die Tatsache, dass der Sexsüchtige nur bedingt für sein Handeln verantwortlich ge-

2 Zur Vereinfachung wird sich im Folgenden an Partnerinnen gewendet; gleiches gilt aber genauso für Partner von Sexsüchtigen.

macht werden kann, lässt manche Partnerinnen von einem direkten Abbruch der Beziehung zurückweichen.

Merke

Wenn Sie bereit sind, bei Ihrem sexsüchtigen Partner zu bleiben, gebührt Ihnen Respekt. Wenn Sie sich auf eine neue Phase mit Ihrem Partner einlassen, werden Sie einiges ertragen müssen, können aber auch viel gewinnen. Da die Vergangenheit von Verheimlichungen sowie von kleinen und größeren Betrügereien geprägt war, ist viel Vertrauen zerstört worden. Dieses verloren gegangene Vertrauen gilt es, neu aufzubauen. Dies gelingt nur durch bedingungslose Offenheit.

Das schließt ein, dass Ihr Partner sich selbst dazu verpflichtet, offen über seinen Umgang mit kritischen Situationen zu berichten. Möglicherweise gibt es auch Rückschläge, sodass erneut sexsüchtiges Verhalten gezeigt wird. Hier kommen auf Sie echte Herausforderungen zu: Auf der einen Seite sollten Sie Ihren Partner ermutigen, Ihnen gegenüber aufrichtig zu sein, gleichzeitig müssen Sie aber auch das Berichtete irgendwie ertragen.

Natürlich müssen Sie die Vorkommnisse nicht gut finden, aber übermäßig gekränkte Reaktionen können dazu führen, dass Ihr Partner Ihnen in Zukunft nicht mehr die unverblümte Wahrheit erzählt.

Häufig drohen Partnerinnen in der Form: „Wenn du dies oder jenes noch einmal tust, werde ich dich verlassen!“. Solche Drohungen sind nicht sinnvoll, wenn man gleichzeitig einen ehrlichen Umgang einfordert.

Einige Partnerinnen sehen eine Perspektive für die gemeinsame Beziehung, wenn es ihnen gelingt, ihren Partner lückenlos zu kontrollieren. Auch dieser Versuch ist in der Regel zum Scheitern verurteilt, da dadurch kein Vertrauen aufgebaut wird und durch die Kontrolle nur eine Scheinsicherheit erreicht wird. Sie können sicher sein, dass – wenn Ihr Partner es darauf anlegt – er Wege finden wird, sich Ihrer Kontrolle zu entziehen.

Eine wichtige, aber auch besonders schwierige Aufgabe wird es sein, wieder eine partnerschaftliche Sexualität in Gang zu bringen. Besonders vor dem Hintergrund der Kränkungen, die Sie erlebt haben, ist dies eine große Herausforderung. Dennoch müssen Sie das Thema angehen, wenn Sie Ihre Beziehung langfristig retten wollen. Das setzt voraus, dass Sie und Ihr Partner sich intensiv mit Ihrer Sexualität auseinandersetzen. Sie müssen verstehen wollen, was Ihr Partner in seinem sexsüchtigen Verhalten gesucht hat. Sie müssen gemeinsam darüber nachdenken, was Ihre Beziehung im Vergleich dazu bieten kann.

Vermutlich werden auch Sie gezwungen sein, über Ihre Sexualität nachzudenken. Oft kann man bei Paaren, bei denen ein Partner eine Sexuelle Sucht entwickelt, feststellen, dass die partnerschaftliche Sexualität seit Jahren auf Eis lag. Meistens haben dazu beide Partner beigetragen.

Wichtige Fragen, die Sie sich stellen müssen, sind:
- Welche Wünsche und Vorstellungen haben Sie bezüglich Ihrer Sexualität?
- Was geht zusammen, was vielleicht auch nur alleine?
- Können und wollen Sie sich auf neue Erfahrungen beim Sex einlassen?
- Sind Sie bereit, über Ihre sexuellen Wünsche und Fantasien zu reden?
- Wie können für Sie Lösungen an Stellen aussehen, an denen unterschiedliche Wünsche von Ihnen und Ihrem Partner sich scheinbar unvereinbar gegenüberstehen?

Ein gemeinsames Nachdenken über diese Fragen kann zu tiefen, intensiven Gesprächen führen, deren Ausgang offen sein sollte. Vielleicht finden sich Praktiken, die für Sie beide erregend sind; vielleicht ist es okay, dass Ihr Partner einige seiner Wünsche in der Vorstellung auslebt; vielleicht gibt es auch fantasierte Szenarien, die für Sie erregend sind, solange nicht von Ihnen erwartet wird, dass die Fantasien real umgesetzt werden.

Trotz dieser Anregungen wird es für Sie beide eine herausfordernde Arbeit bleiben, immer wieder neu auszutesten, was gemeinsam geht und was nicht. Wenn diese Gespräche auf Augenhöhe geführt werden und nicht einer auf der Anklagebank sitzt während der andere den Richter spielt, kann wieder Intimität entstehen – eine und vielleicht DIE Voraussetzung befriedigender partnerschaftlicher Sexualität.

Anhang

Zitierte Literatur

Böthe, B., Tóth-Király, I., Zsila, Á., Griffiths, M. D., Demetrovics, Z. & Orosz, G. (2018). The Development of the Problematic Pornography Consumption Scale (PPCS). *The Journal of Sex Research, 55* (3), 395–406. https://doi.org/10.1080/00224499.2017.1291798

Brand, M., Wegmann, E., Stark, R., Müller, A., Wölfling, K., Robbins, T. W. & Potenza, M. N. (2019). The Interaction of Person-Affect-Cognition-Execution (I-PACE) model for addictive behaviors: Update, generalization to addictive behaviors beyond internet-use disorders, and specification of the process character of addictive behaviors. *Neuroscience & Biobehavioral Reviews, 104,* 1–10. https://doi.org/10.1016/j.neubiorev.2019.06.032

Reid, R. C., Garos, S. & Carpenter, B. N. (2011). Reliability, Validity, and Psychometric Development of the Hypersexual Behavior Inventory in an Outpatient Sample of Men. *Sexual Addiction & Compulsivity, 18,* 30–51. https://doi.org/10.1080/10720162.2011.555709

Hilfreiche Internet-Links

- *www.klicksafe.de:* Durch die EU initiierte Infoseite zum Jugendschutz; gibt Hinweise zu Blocking-Softwareprodukten.
- *www.anonyme-sexsuechtige.de:* An das 12-Schritte-Programm angelehntes Selbsthilfeforum für Anonyme Sexsüchtige.
- *www.nofap.com:* Internetpräsenz der NoFap-Bewegung, die Masturbationsfrequenz und Pornografiekonsum einschränken will. Viele Erfahrungen werden geteilt.

Anlaufstelle für eine Beratung zur Sexuellen Sucht

- *www.vt-giessen.de:* Verhaltenstherapeutische Ambulanz der Justus-Liebig-Universität Gießen, E-Mail: sexsucht@vt-giessen.de.

Arbeitsblätter

Arbeitsblatt: Checkliste für das Vorliegen einer Sexuellen Sucht[3]

1

Kriterien	Trifft zu?
1. Wiederholt ausgeführte sexuelle Aktivitäten werden zum zentralen Lebensmittelpunkt und führen damit zu einer Vernachlässigung von Gesundheit und Körperpflege und/oder von anderen Interessen, Aktivitäten und Verpflichtungen.	☐ Ja ☐ Nein
2. Die betroffene Person erlebt einen Kontrollverlust, der sich darin äußert, dass es zahlreiche nicht erfolgreiche Versuche gab, das wiederkehrende sexuelle Verhalten zu kontrollieren und bedeutsam zu verringern.	☐ Ja ☐ Nein
3. Die betroffene Person zeigt weiterhin ein wiederkehrendes sexuelles Verhalten, obwohl sie dadurch negative Konsequenzen erfährt (z. B. wiederholte Partnerschaftsabbrüche, negative Konsequenzen im Beruf, gesundheitliche Probleme).	☐ Ja ☐ Nein
4. Die betroffene Person leidet dadurch massiv und erfährt Beeinträchtigungen in wichtigen Lebensbereichen.	☐ Ja ☐ Nein
5. Die betroffene Person fährt fort das wiederkehrende sexuelle Verhalten zu zeigen, obwohl sie nur noch wenig oder keine Befriedigung dadurch erfährt.	☐ Ja ☐ Nein
6. Das problematische Verhalten besteht seit mehr als 6 Monaten.	☐ Ja ☐ Nein
7. Das Leiden der betroffenen Person beruht nicht ausschließlich auf der moralischen Verurteilung oder Missbilligung des gezeigten sexuellen Verhaltens, sondern es müssen weitere Einschränkungen vorliegen.	☐ Ja ☐ Nein

Auswertung: Ein Kriterium oder mehrere der Kriterien 1 bis 5 müssen mit „ja" beantwortet werden. Nur wenn zusätzlich die Kriterien 6 und 7 mit „ja" beantwortet werden, kann die Diagnose „Sexuelle Sucht" vergeben werden.

3 Formulierung der Kriterien in Anlehnung an die Zwanghafte sexuelle Verhaltensstörung nach ICD-11; https://www.who.int/classifications/icd/en/; dt. Übersetzung: Rudolf Stark.

Arbeitsblatt: Hypersexual Behavior Inventory (HBI)[4]

2

Im Folgenden finden Sie einige Aussagen, die verschiedene Gedanken, Gefühle und Verhaltensweisen beschreiben. Bitte kreisen Sie zur Beantwortung der jeweiligen Aussage auf der rechten Seite diejenige Ziffer ein, die Sie am besten beschreibt. Kreisen Sie pro Aussage nur eine Ziffer ein und stellen Sie bitte sicher, dass Sie auf jede Aussage eingegangen sind.

In diesem Fragebogen ist „Sex" jede Aktivität oder Verhaltensweise, die eine Person stimuliert oder erregt, um sie zum Orgasmus zu bringen oder sexuelle Lust zu erzeugen (z.B. Selbstbefriedigung, Nutzen von Pornografie, Geschlechtsverkehr mit einem Partner, Oralsex, Analsex etc.). *Sexuelle Verhaltensweisen können, müssen aber nicht einen Partner mit einbeziehen.*

	niemals	selten	manchmal	oft	sehr oft
1. Ich nutze Sex, um die Sorgen des täglichen Lebens zu vergessen.	1	2	3	4	5
2. Selbst wenn ich mir vorgenommen habe, ein sexuelles Verhalten nicht mehr zu wiederholen, ertappe ich mich dabei, wie ich es dennoch wieder und wieder tue.	1	2	3	4	5
3. Etwas Sexuelles zu tun, hilft mir dabei, mich weniger einsam zu fühlen.	1	2	3	4	5
4. Ich beschäftige mich mit sexuellen Aktivitäten, von denen ich weiß, dass ich sie später bereuen werde.	1	2	3	4	5
5. Ich opfere Dinge, die ich in meinem Leben wirklich haben möchte, zugunsten meiner Sexualität.	1	2	3	4	5
6. Ich wende mich sexuellen Aktivitäten zu, wenn ich unangenehme Gefühle erlebe (z.B. Frustration, Traurigkeit, Wut).	1	2	3	4	5
7. Meine Versuche, mein sexuelles Verhalten zu ändern, bringen nichts.	1	2	3	4	5
8. Wenn ich unruhig bin, wende ich mich Sexuellem zu, um mich wieder zu beruhigen.	1	2	3	4	5

4 © Reid, Garos und Carpenter (2011); dt. Übersetzung: Rudolf Stark. Abdruck erfolgt mit Genehmigung der Autoren.

Arbeitsblatt: Hypersexual Behavior Inventory (HBI) (Forts.)

2

	niemals	selten	manchmal	oft	sehr oft
9. Meine sexuellen Gedanken und Fantasien lenken mich davon ab, wichtige Dinge zu erreichen.	1	2	3	4	5
10. Ich tue sexuelle Dinge, die gegen meine Werte und Überzeugungen sind.	1	2	3	4	5
11. Auch wenn mein sexuelles Verhalten verantwortungslos und rücksichtslos ist, finde ich es schwierig, damit aufzuhören.	1	2	3	4	5
12. Ich habe das Gefühl, dass mich mein sexuelles Verhalten in eine Richtung bringt, in die ich nicht gehen möchte.	1	2	3	4	5
13. Etwas Sexuelles zu tun, hilft mir, mit Stress umzugehen.	1	2	3	4	5
14. Mein Sexualverhalten kontrolliert mein Leben.	1	2	3	4	5
15. Mein sexuelles Verlangen und meine Lust fühlen sich stärker an als meine Selbstdisziplin.	1	2	3	4	5
16. Sex bietet mir eine Möglichkeit, mit emotionalem Schmerz umzugehen.	1	2	3	4	5
17. Sexuell verhalte ich mich in einer Weise, von der ich denke, dass sie falsch ist.	1	2	3	4	5
18. Ich benutze Sex als eine Möglichkeit, mit meinen Problemen umzugehen.	1	2	3	4	5
19. Meine sexuellen Aktivitäten beeinträchtigen Aspekte meines Lebens, so wie Arbeit oder Schule.	1	2	3	4	5

Auswertung: Die Punkte der Fragen werden zusammengezählt. Bei einer Summe von mehr als 53 Punkten liegt der Verdacht einer Sexuellen Sucht nahe.

Arbeitsblatt: Problematic Pornography Consumption Scale (PPCS)[5]

3

Bitte denken Sie an die letzten 6 Monate und geben Sie auf der 7-Punkte-Skala an, wie oft oder in welchem Umfang die Aussagen auf Sie zutreffen. Es gibt keine richtigen oder falschen Antworten. Bitte geben Sie Ihre Antworten so ab, wie es am besten für Sie passt.

	nie	selten	gelegentlich	manchmal	oft	sehr oft	immer
1. Ich denke, Pornos sind ein wichtiger Teil meines Lebens.	1	2	3	4	5	6	7
2. Ich benutze Pornos, um wieder emotional ausgeglichen zu sein.	1	2	3	4	5	6	7
3. Ich denke, Pornos verursachen Probleme in meinem Sexleben.	1	2	3	4	5	6	7
4. Ich denke, dass ich mehr und mehr Pornos benötige, um befriedigt zu werden.	1	2	3	4	5	6	7
5. Ich habe erfolglos versucht, meinen Pornokonsum zu reduzieren.	1	2	3	4	5	6	7
6. Ich fühle mich gestresst, wenn etwas mich am Pornokonsum hindert.	1	2	3	4	5	6	7
7. Ich denke darüber nach, wie gut es wäre, Pornos zu konsumieren.	1	2	3	4	5	6	7
8. Durch das Schauen von Pornos verschwinden meine negativen Gefühle.	1	2	3	4	5	6	7
9. Das Schauen von Pornos verhindert, dass ich das Beste aus mir raushole.	1	2	3	4	5	6	7

5 © Böthe, Tóth-Király, Zsila, Griffiths, Demetrovics und Orosz (2018); dt. Übersetzung: Rudolf Stark. Abdruck erfolgt mit Genehmigung der Autoren.

Arbeitsblatt: Problematic Pornography Consumption Scale (PPCS) (Forts.)

3

	nie	selten	gelegentlich	manchmal	oft	sehr oft	immer
10. Ich denke, dass ich mehr und mehr Pornos brauche, um auf meine Kosten zu kommen.	1	2	3	4	5	6	7
11. Wenn ich mir vornehme, keine Pornos mehr zu gucken, halte ich das nur für eine kurze Zeit durch.	1	2	3	4	5	6	7
12. Ich werde unruhig, wenn ich nicht Pornos gucken kann.	1	2	3	4	5	6	7
13. Ich plane ununterbrochen, wann ich Pornos gucken kann.	1	2	3	4	5	6	7
14. Meine Anspannung wird durch das Gucken von Pornos aufgelöst.	1	2	3	4	5	6	7
15. Ich vernachlässige durch meinen Pornokonsum andere Freizeitaktivitäten.	1	2	3	4	5	6	7
16. Ich konsumiere mehr und mehr „extreme" Pornos, da die bisherigen Pornos weniger befriedigend geworden sind.	1	2	3	4	5	6	7
17. Ich leiste kaum Widerstand, bevor ich wieder Pornos gucke.	1	2	3	4	5	6	7
18. Ich vermisse den Pornokonsum stark, wenn ich für eine Weile nicht konsumiert habe.	1	2	3	4	5	6	7

Auswertung: Die Punkte der Fragen werden zusammengezählt. Bei einem Punktewert über 76 Punkten kann ein problematischer Pornografiekonsum vorliegen.

Arbeitsblatt: Verhaltensbeobachtung 4

Einschätzungen: Datum: ________________

Wie war heute Ihre Stimmung?
(von 0 = „sehr schlecht“ bis 10 = „sehr gut“) ____________

Wie stark war heute der Suchtdruck?
(von 0 = „nicht vorhanden“ bis 10 = „sehr stark“) ____________

Wie stark haben Sie heute die Kontrolle verloren?
(von 0 = „gar nicht“ bis 10 = „vollständig“) ____________

Wie stark konnten Sie heute Widerstand leisten?
(von 0 = „gar nicht“ bis 10 = „sehr erfolgreich“) ____________

Wenn es heute sexsüchtiges Verhalten gab:

Was ist passiert? ____

____

____

Wie kam es zum Vorfall? ______________________________________

____

____

Wie lange dauerte der Vorfall? _______________________________

____

____

Wie haben Sie sich danach gefühlt? ___________________________

____

____

5

Arbeitsblatt: Verlauf von Stimmung und Suchtdruck

Datum: von ______________ bis ______________

Nachdem Sie Ihr Verhalten mithilfe von Arbeitsblatt 4 über mindestens 14 Tage hinweg beobachtet haben, können Sie hier Ihre Aufzeichnungen eintragen und die einzelnen Werte, z. B. Ihre Stimmungswerte, miteinander verbinden. So erhalten Sie eine grafische Darstellung Ihres Stimmungsverlaufs. Mit den weiteren Einschätzungen (Suchtdruck, Kontrolle, Widerstand) können Sie genauso verfahren. Nutzen Sie am besten für jedes Verlaufsdiagramm eine andere Farbe.

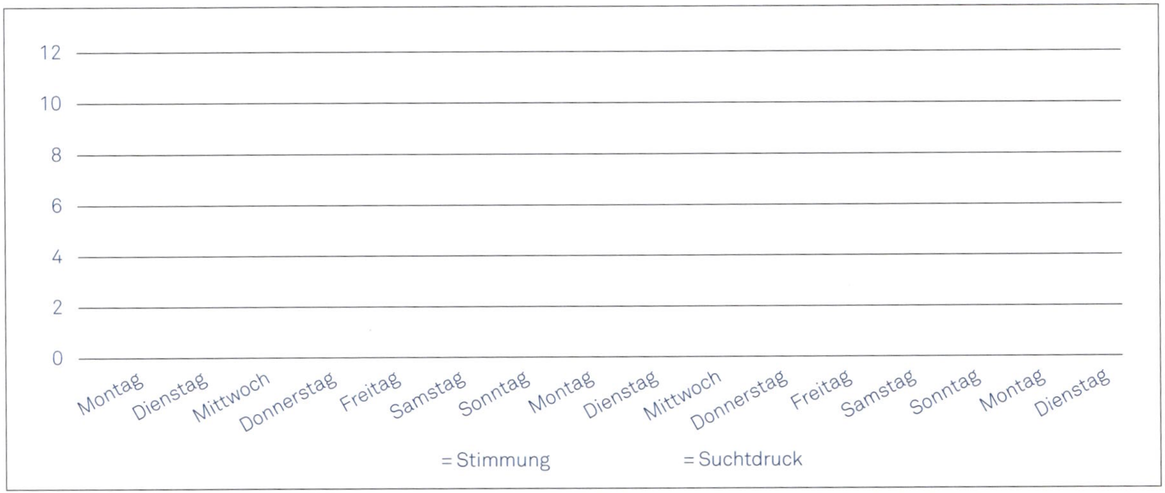

Arbeitsblatt: Vor- und Nachteile des Aufhörens

6

Tragen Sie zunächst die direkten und indirekten Vor- und Nachteile des Aufhörens ein und bewerten Sie dann die Bedeutsamkeit der Vor- und Nachteile, indem Sie Punkte von 1 (= der Vor- oder Nachteil spielt kaum eine Rolle) bis 10 (= der Vor- oder Nachteil ist sehr bedeutsam) vergeben.

	Direkte Vorteile (führt zu positiven Gefühlen)	**Punkte** (von 1–10)	**Indirekte Vorteile** (verringert negative Gefühle)	**Punkte** (von 1–10)
Vorteile	1.		1.	
	2.		2.	
	3.		3.	
	4.		4.	
	5.		5.	
	6.		6.	
	Summe direkte und indirekte Vorteile: ______			
	Direkte Nachteile (führt zu negativen Gefühlen)	**Punkte** (von 1–10)	**Indirekte Nachteile** (verringert positive Gefühle)	**Punkte** (von 1–10)
Nachteile	1.		1.	
	2.		2.	
	3.		3.	
	4.		4.	
	5.		5.	
	6.		6.	
	Summe direkte und indirekte Nachteile: ______			

Arbeitsblatt: Umgang mit Auslösern 7

Überlegen Sie für alle wichtigen Auslöser Ihres sexsüchtigen Verhaltens, die Sie während der Beobachtungszeit identifiziert haben, was Sie in den kritischen Situationen in Zukunft anstelle Ihres sexsüchtigen Verhaltens machen wollen.

Auslöser	Alternatives Verhalten

Buchtipps

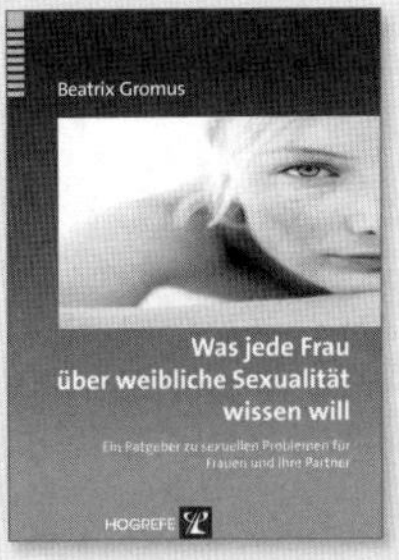

Beatrix Gromus
Was jede Frau über weibliche Sexualität wissen will
Ein Ratgeber zu sexuellen Problemen für Frauen und ihre Partner

(Reihe: „Ratgeber zur Reihe Fortschritte der Psychotherapie", Band 8)
2005, 57 Seiten,
Kleinformat,
€ 8,95 / CHF 13.50
ISBN 978-3-8017-1774-2
Auch als eBook erhältlich

Der Ratgeber möchte dabei helfen, sich mit der eigenen Sexualität auseinander zu setzen und dazu ermutigen, mit dem Sexualpartner oder der Sexualpartnerin über die Probleme zu sprechen oder professionelle Hilfe zu suchen.

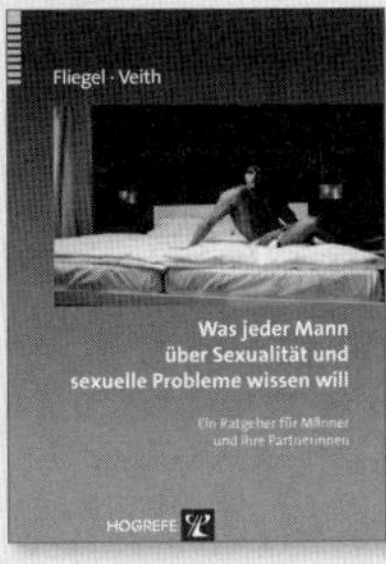

Steffen Fliegel / Andreas Veith
Was jeder Mann über Sexualität und sexuelle Probleme wissen will
Ein Ratgeber für Männer und ihre Partnerinnen

(Reihe: „Ratgeber zur Reihe Fortschritte der Psychotherapie", Band 22)
2010, 89 Seiten,
Kleinformat,
€ 12,95 / CHF 18.90
ISBN 978-3-8017-2148-0
Auch als eBook erhältlich

Der Ratgeber informiert Männer jeden Alters sowie ihre Partnerinnen über alle Facetten der befriedigenden und vor allem der von Problemen belasteten Sexualität. Er gibt zahlreiche Tipps, wie Probleme im Sexualleben bewältigt werden können.

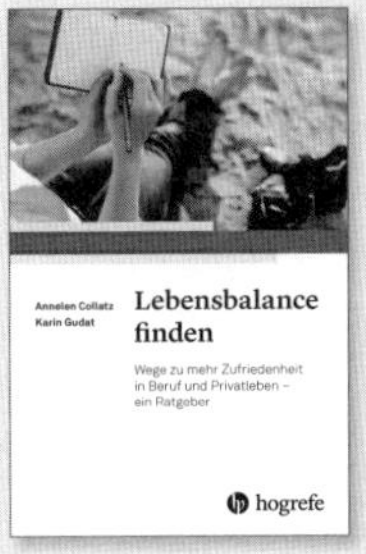

Annelen Collatz / Karin Gudat
Lebensbalance finden
Wege zu mehr Zufriedenheit in Beruf und Privatleben – ein Ratgeber

2019, 172 Seiten,
Kleinformat,
€ 16,95 / CHF 21.90
ISBN 978-3-8017-2847-2
Auch als eBook erhältlich

Das Leben besteht aus vielen unterschiedlichen Bereichen, die miteinander interagieren und in Konflikt geraten können. Ziel des Ratgebers ist es, in Form eines Selbst-Coachings Wege zu mehr Zufriedenheit im Beruf und im Privatleben aufzuzeigen, um langfristig gesund zu bleiben.

www.hogrefe.com

hogrefe

Buchtipps

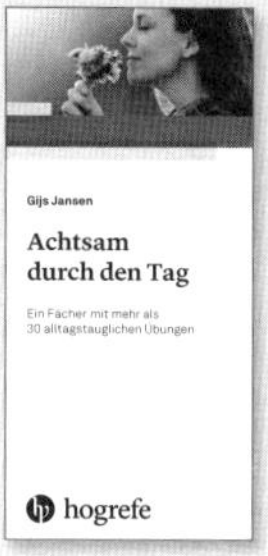

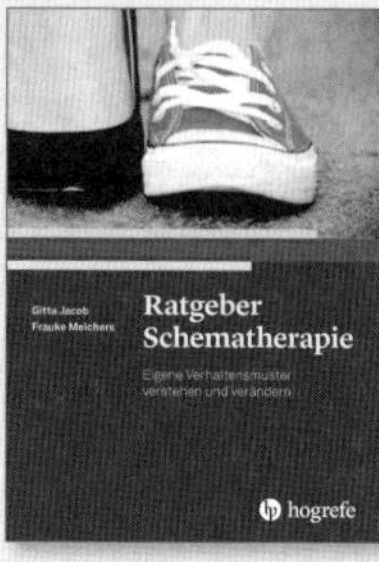

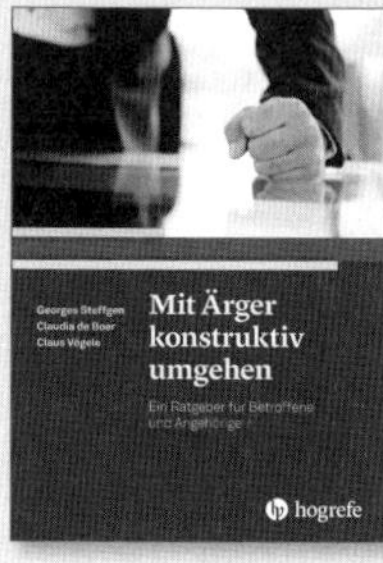

Gijs Jansen
Achtsam durch den Tag
Ein Fächer mit mehr als 30 alltagstauglichen Übungen

2020, 54 Seiten, Kleinformat,
€ 16,95 / CHF 21.90
ISBN 978-3-8017-3034-5

Der Fächer enthält über 30 Achtsamkeitsübungen, mit denen Sie vor allem lernen, Ihre Wahrnehmung zu schärfen und offen zu sein für das, was sich im Hier und Jetzt ereignet. Der Fächer ist ein praktischer Begleiter für alle, die Achtsamkeit praktizieren und sich selbst und ihre Umgebung neu erkunden wollen.

Gitta Jacob / Frauke Melchers
Ratgeber Schematherapie
Eigene Verhaltensmuster verstehen und verändern

(Reihe: „Ratgeber zur Reihe Fortschritte der Psychotherapie", Band 38)
2017, 84 Seiten, Kleinformat,
€ 9,95 / CHF 13.50
ISBN 978-3-8017-2817-5
Auch als eBook erhältlich

Dieser Ratgeber vermittelt Informationen über „Schemamodi", die unser Erleben, unsere Gefühle und unser Handeln stark beeinflussen. Er zeigt auf, wie wir eigene Verhaltensmuster verstehen und verändern können.

Georges Steffgen / Claudia de Boer / Claus Vögele
Mit Ärger konstruktiv umgehen
Ein Ratgeber für Betroffene und Angehörige

(Reihe: „Ratgeber zur Reihe Fortschritte der Psychotherapie", Band 34)
2016, 85 Seiten, Kleinformat,
€ 9,95 / CHF 13.50
ISBN 978-3-8017-2653-9
Auch als eBook erhältlich

Dieser Ratgeber wendet sich an Personen, die sehr häufig intensiven Ärger erleben. Er zeigt anhand von Beispielen und Übungen, wie Ärger sozial verträglich ausgedrückt werden kann.

www.hogrefe.com

hogrefe